絶対使える！臨床検査値

薬剤師のための地域医療連携スタートBOOK

どんぐり工房 代表　菅野 彊
後藤病院薬剤部　井上映子　著

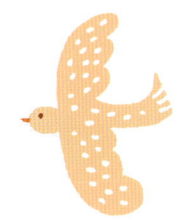

南山堂

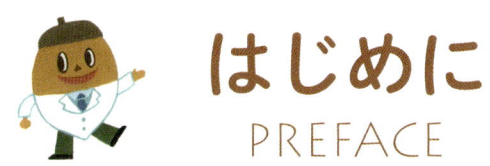

はじめに
PREFACE

　京都にいる．八朔を見に来た．芸妓さんの黒地の着物が粋で優雅である．思えば私の講演行脚は京都から始まった．今から30年近くも前のこと！ 京都にIDI研究会という集まりを仲間と一緒につくったのである．IDIとはIndependent Drug Informationの略である．バイアスを避け客観的な医薬品情報を提供しようという意欲に溢れていた．私は京都に通い，仲間も増えていった．

　当時は「製薬会社がつくる医薬品情報にはバイアスがある」ということが前提にあった．しかし，「"客観的な情報を創ろうという思い"もまたバイアスを生む」ということには気がついていない．若いだけに思い上がっていたところもあったのだろう．しかし，皆様からは歓迎を受けた．今でもIDI研究会を続けている．今年のIDI研究会はこの本の出版記念会になるはずである．

　医薬品情報を巡る環境は当時と大きく変わった．一番大きな違いはインターネットの隆盛である．当時，必死に作っていた医薬品副作用情報データベースARIS，医薬品情報データベースBelugaはすでに社会的な役割を終えている．医薬分業は新しい保険薬局という業態を生み出した．保険薬局は処方箋を受け取り，問題があれば処方箋発行医に疑義照会をして，適切な調剤を行い，患者さんの服薬指導をする．

　保険薬局で最も問題なのは，患者さんの検査値がわからないので，手探りで服薬指導をせざるを得ないことである．しかし，なんとか保険薬局は社会的な役割を果たしてきた．そうこうしているうちにクリニックは患者さんの血液，尿，生化学の検査値を記載した表を患者さんに渡すことになった．これは大いなる進歩である．最近では大学病院でも患者さんの検査値を処方箋に記載して保険薬局に伝えるようになった．これもまた大変助かる．

　ただ，その情報をどう保険薬局が使うのか？ ということに関して明確な定義はなく技術の蓄積も少ない．これは大きな問題である．患者さんの臨床検査値に対する捉え方が個々の薬剤師によっても違うし，個々の保険薬局によっても違うのである．そんな状況から『薬剤師のための「臨床検査値の読み方」ABC』という入門書を書いた．2002年1月1日のことである．やがて，保険薬局の臨床検査値の見かたに対する意識は変わり，副作用チェックや処方薬変更の提案に応用されるようになった．

そして，薬薬連携という考え方が提唱されるようになった．これも意義が大きい．外来患者さんでも病院で注射をして内服薬を保険薬局で受け取ることはままある．入院患者さんが退院するときに保険薬局として，病院薬剤部から保険薬局に向けて薬物療法に関する情報が発信されたとしたら，大変助かることは言うまでもない．こうして，病院薬剤師と保険薬局薬剤師の薬薬連携が始まった．

　薬薬連携の理想は病院薬剤師と保険薬局薬剤師が，臨床検査値も含めて薬物療法に関する情報を共有することである．そのためには，お互いの顔や仕事が見えなくてはならない．南山堂さんからの「臨床検査値に関する本を作りませんか？」という有難い提案に飛びついたのは言うまでもない．瞬間的に"病院薬剤師との共著"という構想が浮かんだ．後藤病院の薬剤師 井上映子さんには，前著の校正で大変お世話になっていることと，医薬品卸勤務や保険薬局勤務も経験していることから，パートナーとして真っ先に脳裏に浮かびお願いをした．幸い快諾をいただくことができ，嬉しい限りである．

　本書は症例を中心に据えることにした．臨床検査は検体検査と生体検査に分けた．今までは検体検査が保険薬局の検査値情報の中心であったが，薬剤師がバイタルサインをみてフィジカルアセスメントを行うようになってきた現在，生体検査に触れないわけにはいかなくなったからである．しかし，診断のためにX線写真や心電図をみるわけではない．あくまでもくすりとの関連情報としてみに行くのである．薬局薬剤師と病院薬剤師では臨床検査値に関するアプローチが違うし情報量も圧倒的に保険薬局が少ない．したがって，症例ごとに著者を提示することにした．

　さて，まえがきはこのくらいにして『絶対使える！臨床検査値』の扉をあけてください．この本ができ上がるころ，京都はきっと紅葉が真っ赤に燃えていることでしょう．IDI研究会で本書を紹介した後には，みんなで"美味しい湯豆腐で一杯"といきたいものです．

　　2014年初秋

菅野　彊

目次 CONTENTS

1章　検体検査

菅野 彊 編

- **CASE 1** 肝機能検査値の見方と肝消失型薬物の薬物動態 …………………… 3
- **CASE 2** PT-INRとワルファリンからプラザキサ®への変更の検討 ………… 9
- **CASE 3** 総コレステロール値，尿酸値に及ぼす
HMG-CoA還元酵素阻害薬とチアジド系利尿薬の影響 …………… 15
- **CASE 4** Ccrの推測方法と腎排泄型薬物レニベース®錠投与量の決定 …… 21
- **CASE 5** Ccrと尿中未変化体排泄率を応用したジゴキシン消失半減期延長の推測 … 27
- **CASE 6** CcrとGiusti-Hayton法によるジゴキシン投与量の決定 ………… 33
- **CASE 7** ARB投与中の血清カリウム値の変動と投与設計 ………………… 39
- **CASE 8** 肝機能検査値およびA/G比と肝消失型薬物の副作用チェック …… 47
- **CASE 9** 薬物総クリアランスを応用したメキシチール®投与量の決定 …… 53
- **CASE 10** 尿中未変化体排泄率の決め方と血糖降下薬2剤の投与量の決定 … 59
- **CASE 11** DPP-4阻害薬エクア®錠は授乳をしながらの服用は可能か？ …… 65

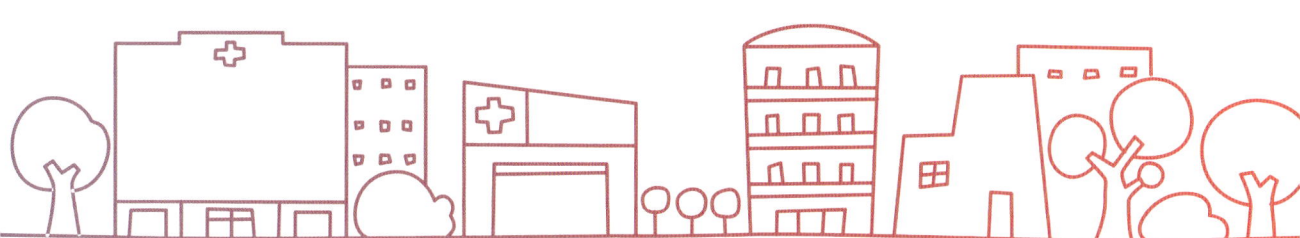

井上映子 編

CASE 12　腎機能低下者における高カリウム血症の見方と処方提案 …………… 71
CASE 13　血液ガス分析からメトホルミンの乳酸アシドーシスをみる ………… 77
CASE 14　腎機能低下時の降圧薬の提案 ……………………………………… 83
CASE 15　典型的な症状がみられない低カルシウム血症への対応 …………… 89
CASE 16　肝硬変の検査値と処方設計 ………………………………………… 95
CASE 17　フォルテオ®自己注射時に起こった胃部不快感と服薬指導 ……… 101
CASE 18　テオフィリンの相互作用の実際―CYP1A2の代謝酵素誘導を考える … 107
CASE 19　関節リウマチ患者が使用する生物学的製剤の薬物治療モニタリング …… 113
CASE 20　腎機能障害に注意！　疼痛管理に使用する薬剤の調整 ………… 119
CASE 21　低カリウム血症で判明した服薬ノンアドヒアランス ………………… 125
CASE 22　検査値に異常がみられない抗うつ薬服用患者の臨床症状の原因を
　　　　　薬学的視点で解明 …………………………………………………… 131
CASE 23　糖尿病性腎症患者の血糖降下薬の服薬状況と処方提案
　　　　　―HbA1cの数値に注意 ……………………………………………… 137
CASE 24　患者の腎機能を確認し，抗菌薬の投与設計を確認する …………… 143
CASE 25　ワルファリンと抗菌薬の相互作用 …………………………………… 149

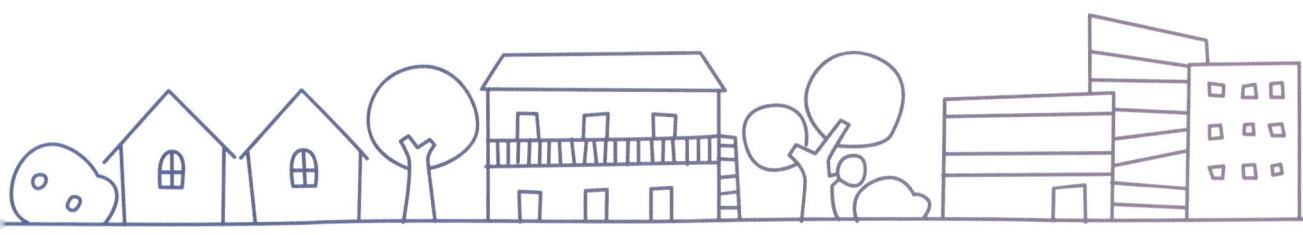

2章　生体検査

菅野 彊 編

CASE 26 薬剤師も生体検査データをみる時代がやってきた
　　　　　―心電図と胸部X線写真を例にして ……………………………………… 157

井上映子 編

CASE 27 異常高値のBUNと血清カリウムの見方 ………………………… 165
CASE 28 降圧薬服用時に現れた心電図異常―薬剤師のバイタルチェック ………… 171

　　おわりに …………………………………………………………………… 177
　　索引 ………………………………………………………………………… 179

ミニレクチャー

- 肝抽出率 E ……………………………………… 7
- PT-INR と TT ………………………………… 13
- 降圧治療時の血清カリウム値の管理 ……………… 19
- クレアチニンクリアランス Ccr の短時間測定法 …… 25
- 心胸郭比（cardiothoracic ratio；CTR）………… 31
- ジゴキシン有効血中濃度 ……………………… 37
- クレアチニンクリアランス Ccr を検査する意義 …… 46
- A/G比 …………………………………………… 51
- 塩係数 S ………………………………………… 58
- 油水分配係数 P ………………………………… 63
- 母乳に移行しにくいくすり …………………… 69
- メトホルミンを分子機構でみる ……………… 81
- カルシウム吸収をよくするための食事指導 ……… 93
- 関節リウマチの薬物治療モニタリング ………… 117
- 医薬品の個人輸入 ……………………………… 123
- 近年注目されている，抗うつ薬による
　海馬神経新生の促進作用 …………………… 133
- HbA1cの異常値 ………………………………… 141
- これからの保険薬局とカルテ情報 …………… 147
- 薬局の店頭でTDM!? ………………………… 153
- PT-INR 測定機器 ……………………………… 153
- QT時間 ………………………………………… 162
- 心電図異常から不整脈をみてみよう ………… 175

本書で記載している検査値の見方・捉え方，処方提案などは，典型的な一例です．
本書に解説した方法で対応することが"ベスト"であることを示したものではありません．

本文イラスト　柴崎早智子

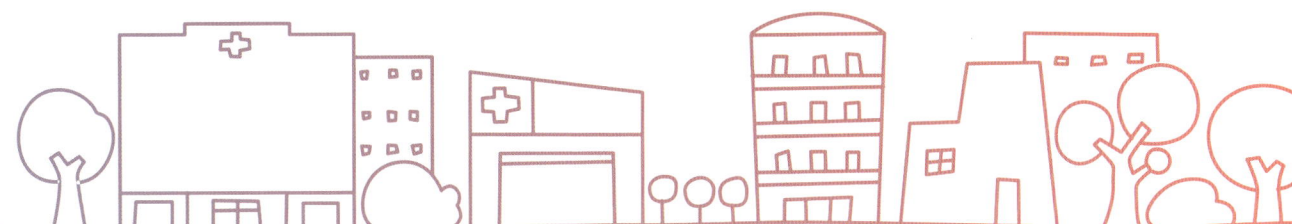

1章

検体検査

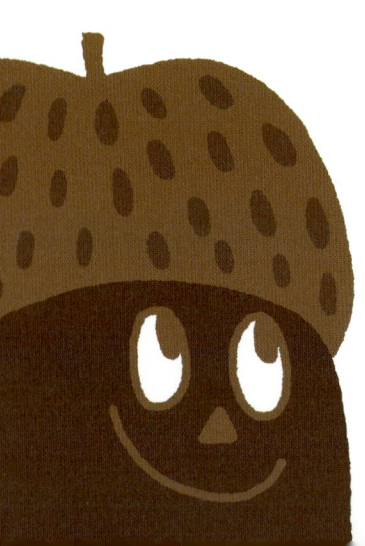

菅野彊 編
CASE 1
肝機能検査値の見方と肝消失型薬物の薬物動態

key words
● AST ● ALT ● ALP等肝機能検査 ● A/G比 ● インデラル®

早瀬さん
77歳男性，61kg，本態性高血圧，上室性頻拍，肝炎の既往歴あり

Rp.

1. エースコール®錠4mg　1回1錠　1日1回　朝食後
　　　　　　　　　　　　　　　　　　　　　　　28日分

2. ウルソ錠®50mg　　　　1回1錠
　　インデラル®錠10mg　1回1錠
　　　　　　　　　　　　　　　1日3回　朝昼夕食後　28日分

　30年前に慢性肝炎の既往がある．現在，総タンパク6.6g/dL，総ビリルビン0.8mg/dL，AST 50U/L，ALT 246U/L，γ-GPT 24U/L，ALP 246U/L．軽度肝機能低下で，血圧148/96mmHgと高めに推移している．今回，上室性頻拍が発現し，インデラル®錠30mg/dayが追加になった．プロブレムはないか？　あるとしたら，プランを考えてみよう．

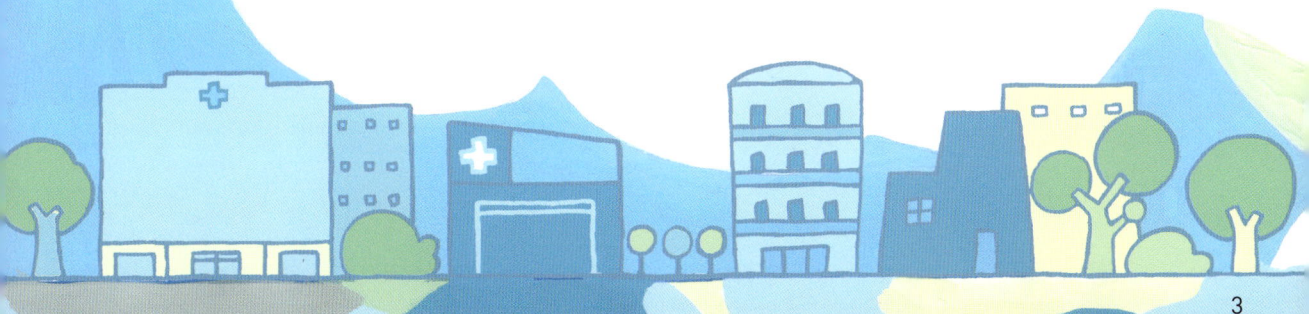

「早瀬さん，最近の肝機能検査値はこんなものですか？」
「これで，ずーっと来ているので，落ち着いているのではないかと思っています」
「30年前の肝炎はウイルス性でしたか？」
「いえ，アルコール性です．仕事柄，飲めない酒を飲まざるを得ず，少し肝臓をやられました」
「そうでしたか….そういえば早瀬さんは薬剤師資格をお持ちでしたね」
「はい．調剤はしたことがないのですが」
「今日は肝消失型のβ遮断薬インデラル®が出ていますね」
「動悸を止めることと，血圧を下げることを目的として出しますと先生はおっしゃっていました」
「そうですね」
「インデラル®の服用は初めてですが，肝疾患があると，血中濃度に影響するのではないですか？」
「肝消失型薬剤の肝臓への影響は，肝抽出率Eの違いで異なってきますので，血中濃度への影響もその違いで判断する必要があります」

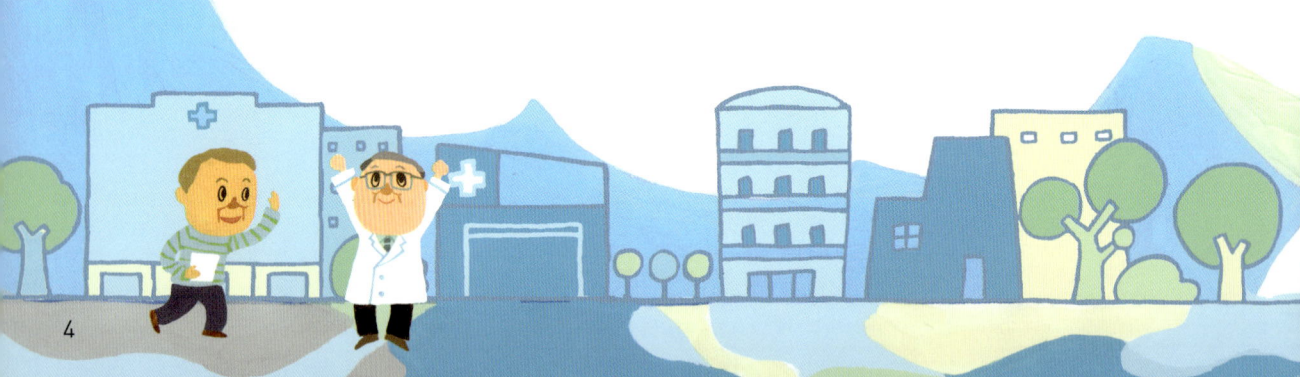

「肝抽出率ってなんですか？」

「肝消失型のくすりが最初に肝臓を通過するとき，どのくらい消失するか，という割合でE＞0.7，E＜0.3，0.4＜E＜0.6で，高肝抽出率，低肝抽出率，中間型に分けます」

「初回通過効果のことですか？」

「そうです．その通りです」

「インデラル®はどこに分けられますか？」

「インデラル®は高肝抽出率に分類されます」

「高肝抽出率のくすりは，肝臓が悪いとどのような影響がありますか？」

「血中濃度がかなり上昇することが考えられます」

「そうすると効果が過剰に発現して，副作用が発現するということになりますね」

「そうですね．徐脈やブロックに注意ということになります」

「なるほど，わかりました」

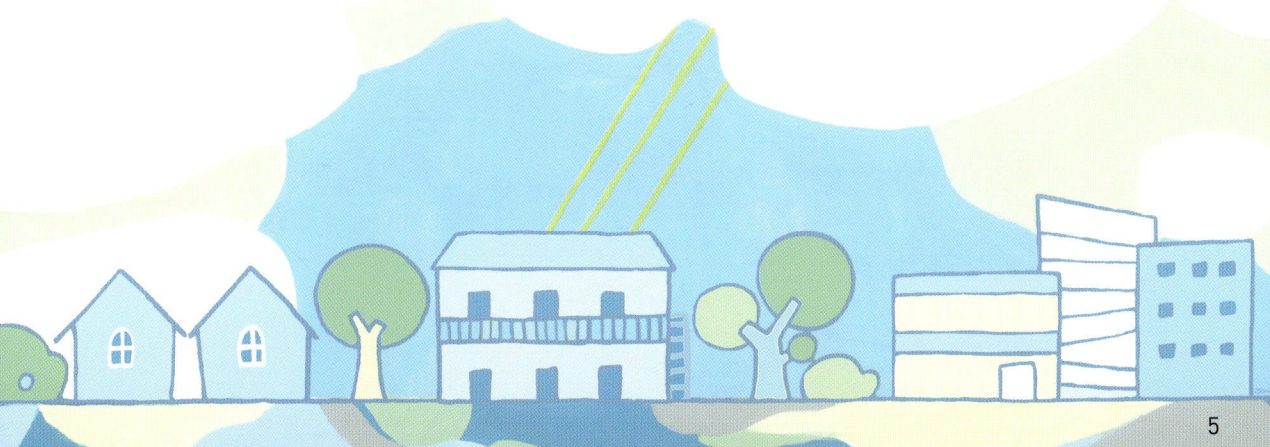

解 説 EXPLANATION

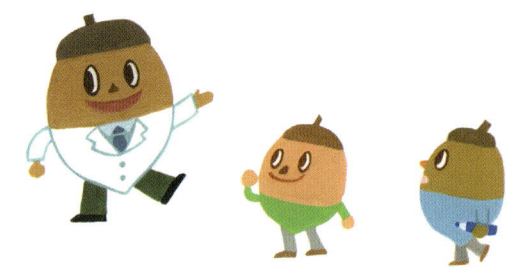

　肝機能低下者の薬物動態を推測してみよう．まず，肝機能低下によるくすりの代謝・消失を数量的に表す検査値はないことに気が付く．しかし，肝消失型のくすりの肝抽出率 E に注目すれば，E によって薬物動態の違いがあることに気が付く．

　肝抽出率が高いくすりの場合には血中濃度の上昇がみられるかもしれないので，減量が必要になる場合があるだろう．肝抽出率が低いくすりの場合には，消失半減期が延長するかもしれない．投与間隔の延長が必要になる場合があるかもしれない．肝抽出率の違いによる血中薬物動態の違いを図に示した．

　インデラル®は肝抽出率が $E > 0.7$ に分類されるくすりである．したがって，肝機能が低下している早瀬さんは，インデラル®の血中濃度が上昇する可能性があり要注意である．つまり，徐脈やブロックが起きやすい．

経 過 PROGRESS

　早瀬さんの血圧は徐々に下がってきて，2ヵ月後現在 136/80 mmHg である．この間，徐脈やブロックは発現せず，きわめて順調に推移した．肝機能はさほど低下していないのかもしれない．もし，影響があるようなら，腎排泄型 β 遮断薬テノーミン®への変更を準備していたのだが，提案しないで済んだ．この間，肝酵素の数値の上昇もみられていない．なお，上室性頻拍は服用 1 ヵ月後には消失して，現在も発現していない．

E＞0.7　慢性肝臓病・老化　　　　　　　　　E＜0.3　慢性・急性肝臓病

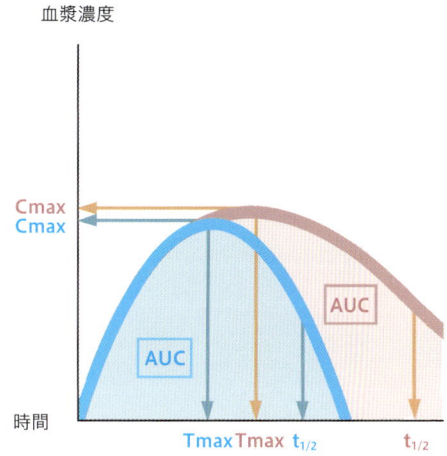

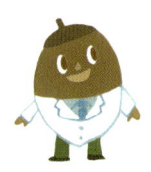

Cmax：大きく上昇
Tmax：変化なし
$t_{1/2}$：少し増加
AUC：大きく増加

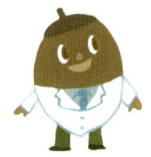

Cmax：わずかに上昇
Tmax：少し増大
$t_{1/2}$：増加
AUC：大きく増加

● 図　肝抽出率Eによる薬物動態の違い

（「老年期の薬物動態学」，じほうを参考に作成）

ミニレクチャー　肝抽出率E

　肝抽出率は肝臓に入ってきた薬物量のうち，肝臓で代謝されて消失した薬物の割合である．

$$E = \frac{\text{肝に流入する血液中の薬物濃度} - \text{肝から流出する血液中の薬物濃度}}{\text{肝に流入する血液中の薬物濃度}}$$

で示される．肝疾患時や高齢者の場合はEの値によって，薬物の血中動態は大きく変わる．つまり，Eが大きければ最高血中濃度は上昇し，Eが小さければ消失半減期が延長する．

結論 CONCLUSION

　肝消失型薬物を肝抽出率Eの大きさの違いによって，高肝抽出率薬物と低肝抽出率薬物に分けることができる．高肝抽出率薬物は加齢や肝機能障害があるときには最高血中濃度が上昇する．したがって，急な薬効の発現や副作用に注意する必要がある．低肝抽出率薬物は消失半減期が延長する．そのため薬効の持続や副作用症状の延長に注意しなければならない．

P＃1　プロプラノロール血中濃度上昇による徐脈，房室ブロック，起立性低血圧発現の可能性．

S　急いだとき，疲れたときなどに動悸がする．
　　血圧148/96 mmHg，上室性頻拍，肝炎既往．

A　プロプラノロールは肝抽出率E＞0.7の薬物なので，血中濃度上昇の可能性がある．

P　徐脈や房室ブロック，起立性低血圧の発現などがあり得る．
　　①インデラル®錠30 mg/dayの減量？
　　②腎排泄型β遮断薬への変更がベターか？

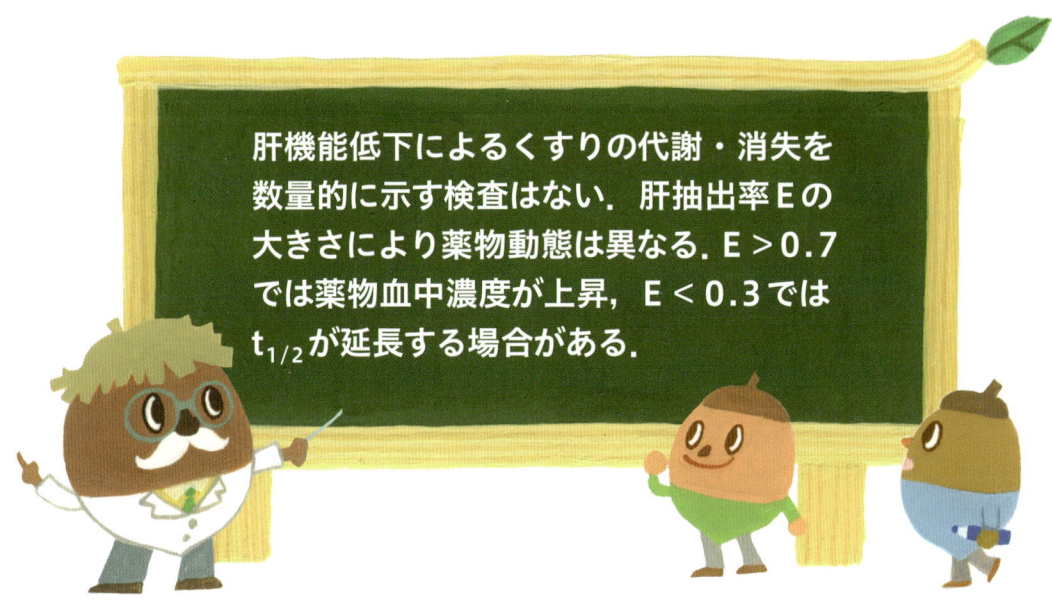

肝機能低下によるくすりの代謝・消失を数量的に示す検査はない．肝抽出率Eの大きさにより薬物動態は異なる．E＞0.7では薬物血中濃度が上昇，E＜0.3では$t_{1/2}$が延長する場合がある．

菅野彊 編
CASE 2
PT-INRとワルファリンから
プラザキサ®への変更の検討

key words
- PT-INR ● ワルファリン ● プラザキサ®

井上さん
54歳男性，60 kg，高血圧，脳梗塞の既往あり．

Rp.

1. エースコール®錠4 mg　　　1回1錠　1日1回
　　　　　　　　　　　　　　　　　朝食後　14日分
2. プラザキサ®カプセル75 mg　1回2カプセル　1日2回
　　　　　　　　　　　　　　　　　朝夕食後　14日分

　抗凝固薬のワルファリン錠3 mg/dayを投与されていた井上さんの処方が，今日はプラザキサ®75 mg×4カプセルに変更になっている．PT-INRは3.4だが，ワルファリンを中止してすぐにプラザキサ®に変更できるのだろうか？　なお，腎機能，肝機能障害はない．

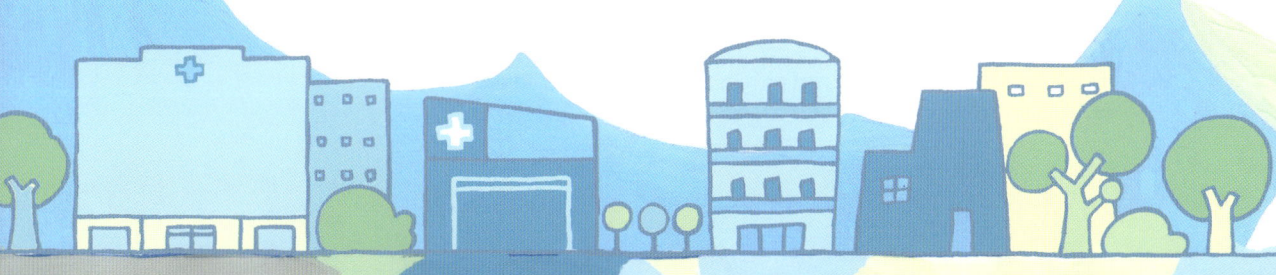

「あれ井上さん．ワルファリンからプラザキサ®に変更されていますね．どうかしました？」

「先生から"明日は納豆を食べてから，ワルファリンを中止して，プラザキサ®に変更してください"と言われました．PT-INRが高いそうです」

「どれどれ，ワルファリン手帳をみせていただけますか．3.4ですか．確かに高いですね」

「先生は，"皮膚科から出ているプレドニンの影響でしょう"とのことでした」

「そうですか……，確かにプレドニンはPT-INRに影響するようですが，3.4のPT-INRが納豆を1回食べたくらいで，下がるとは思えませんね．なにか鼻血がでたとか，内出血があったとか，自覚症状はありませんでしたか？」

「鼻血はありませんでしたが，どこかにぶつけたのか，すねに内出血の跡がありました」

「そうですか．もしかしたら，ワルファリンの効きすぎかもしれませんねえ．
このままプラザキサ®に変更してよいかどうかを，先生に訊いてみますので，少しお待ちいただけますか？」

「はい，わかりました」

「先生，井上さんの処方ですが，ワルファリンからプラザキサ®に替わっていますが，何かありましたか？」

「PT-INRが3.4と高くてねえ」，それでプラザキサ®に替えたのだけど…」

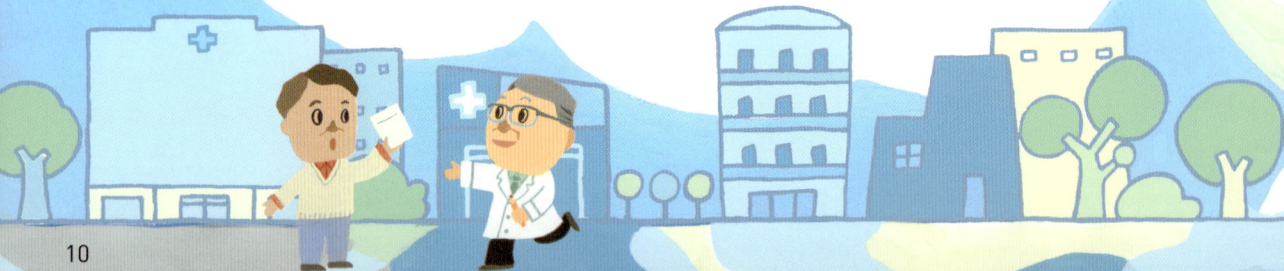

「先生，添付文書では，PT-INRが2.0を切らなければプラザキサ®に変更することができないことになっているのですが…」

「そうなのか…，納豆を食べるようには言ったのだが…」

「先生，ワルファリンの消失半減期は100時間なのです．通常，くすりが体内から消失するには半減期の5倍かかるので…，500時間，約3週間かかります．納豆を1回食べたくらいでは，PT-INRが2.0まで下がることはないと思われるのですが…」

「そうなのか．じゃあ，とりあえずワルファリンを中止しよう．何日止めたらよいだろうか？」

「まず体内量を半分にしましょう．消失半減期は100時間ですから，24時間×4＝96時間で，4日間中止ではいかがでしょうか？」

「ありがとう．では，4日間中止して，5日目に検査に来るように井上さんに伝えてくれますか」

「承知しました」

「井上さん．プラザキサ®に変更ではなくて，ワルファリンを4日間中止することになりましたよ」

「そうなのですか？ くすりをのまなくて，大丈夫なのですか？」

「はい．ワルファリンはくすりを止めても21日間は体内にあるから，大丈夫です」

「そうですか．安心しました」

「先生が"5日目の朝に検査に来てください"と，おっしゃってます」

「そうですか．わかりました」

解説 EXPLANATION

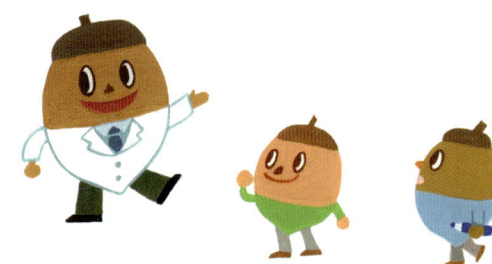

　井上さんには循環器クリニックでワルファリン錠3mg/dayが処方され，抗凝固療法が行われていた．発作性心房細動があり，心原性脳塞栓の危険があったからである．ところが，急性湿疹を発症して皮膚科クリニックから，プレドニン®20mg/dayが処方された．これを1週間のんだときに循環器クリニックを受診してPT-INRが上がっているのが，わかったのである．そこで循環器クリニックの医師がワルファリン錠3mg/dayから，プラザキサ®カプセル300mg/day 1日2回に切り替えたのである．

　切り替えの理由は「皮膚科クリニックから出ているプレドニゾロンの影響でPT-INRが上がった」というものである．添付文書上ではプレドニゾロンはワルファリンの作用を減弱させる．したがって，PT-INR値は下がるはずであるが，現実には上がっている．こういうことはたまにはある．経口抗菌薬との併用では腸内のビタミンK産生が抑制され，ワルファリンの作用は理論的には増強さ

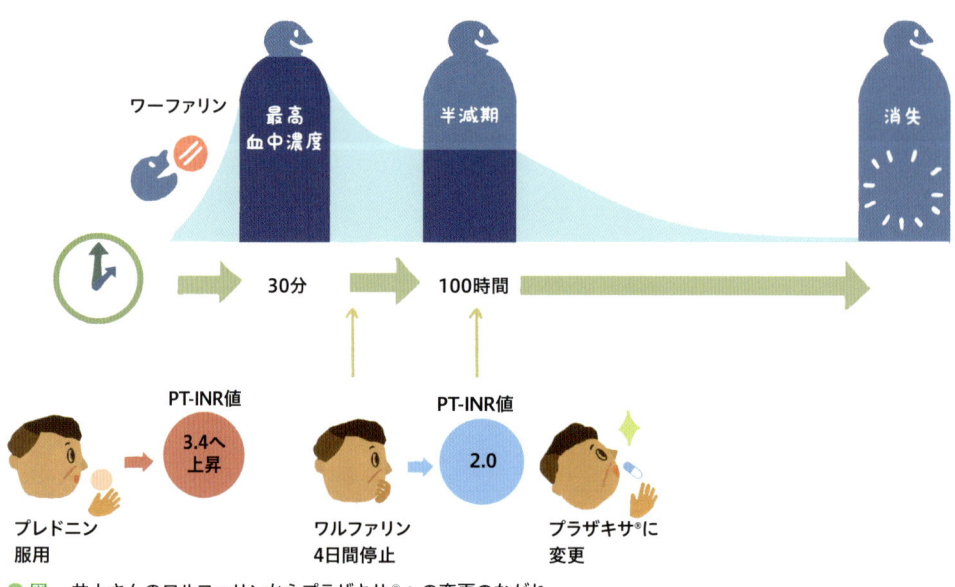

● 図　井上さんのワルファリンからプラザキサ®への変更のながれ

れるが，実は低下したことがあった．総回診中に医師から，「なぜ？」と訊かれて困ったことがある．今回は食物や他の薬物との相互作用はなさそうだったので，PT-INR値上昇という事実を大事にするしかない．

ところで，ワルファリンの消失半減期$t_{1/2}$は100時間である．54歳の男性である井上さんの体内から，ワルファリンが消失するには$t_{1/2}$の5倍，500時間つまり約21日間はかかる．プラザキサ®の添付文書には，【重要な基本的注意】の項に，ワルファリンから本剤へ切り替える際には，ワルファリンを「投与中止し，PT-INRが2.0未満になれば投与可能である」とされている．納豆を1回食べただけで，3.4のPT-INRが2.0を切るとは思えない．そこで，今回の疑義照会になったのである．

経過 PROGRESS

疑義照会の結果，すぐプラザキサ®に変更することによる出血の危険性を考えて，ワルファリンからプラザキサ®カプセルへの変更は見送られ，ワルファリンを4日間中止することとした．患者さんも「4日間止めても，現在のワルファリン体内量の半分は残っています」という説明に安心し中止してくれた．4日目PT-INR検査が行われ1.9で，2.0を切ったことを確認し，プラザキサ®が投与された．このときプラザキサ®カプセルは220 mg/dayが投与された．医師がワルファリンの長い$t_{1/2}$を配慮して減量したのだろう．

ミニレクチャー PT-INRとTT

抗凝固療法のコントロールは通常はPT-INRとTT（トロンボテスト）で行うことが多い．PT-INR（検体PT/対象PT）ISIの基準値は0.9～1.1であるが，ワルファリンを投与することによって，肺血栓塞栓症，深部静脈血栓症を予防する場合は1.5～2.5，人工弁置換術患者では2.0～3.0に保つ．PT-INRが，4.0を超えると出血の危険性が高まる．

TT値はPIVKA (protein induced by Vitamin K absence or antagonists)の影響も含めた凝固活性を反映し，ワルファリンによる抗凝血薬療法のモニターに使う．基準値は70～130%であるが，トロンボテストは20%程度を目標としてワルファリンの量を調節する．

結論 CONCLUSION

　PT-INRは変動が大きな検査値であるので，定期的に検査することが必要である．まれではあるが，PT-INRが4とか5という大きな値になる場合がある．患者さんに食物や他剤との相互作用について訊いてみるのだが，思い当たることがない場合が多い．

　こういう場合はとりあえずワルファリンを中止するのだが，その際"何日間止めたらいいのか？"という質問を受けることがある．今回はワルファリンの消失半減期の時間，つまり4日間中止することを提案した．これは妥当であると思う．そして，4日間経過したら，PT-INRを検査して今後の方針を決めるのがよい．抗凝固療法に薬剤師が関与することの効果は大きい．

P＃1　ワルファリンからプラザキサ®への変更は可能か？

- Ⓢ 明日，納豆を食べてからワルファリンを止めてプラザキサ®カプセルに替えてくださいと言われた．
- Ⓞ 1）PT-INR 3.4（目標値1.6〜2.5）
  2）PT-INRが2.0未満になれば変更可能（添付文書）
- Ⓐ ワルファリンの消失半減期約100時間であり，「体内消失時間＝100時間×5＝約21日間」なので，納豆摂取程度ではPT-INRは2.0を切らない．
- Ⓟ ワルファリン4日間中止，PT-INRが2.0を切ったことを確認，プラザキサ®カプセル220mg/day投与．

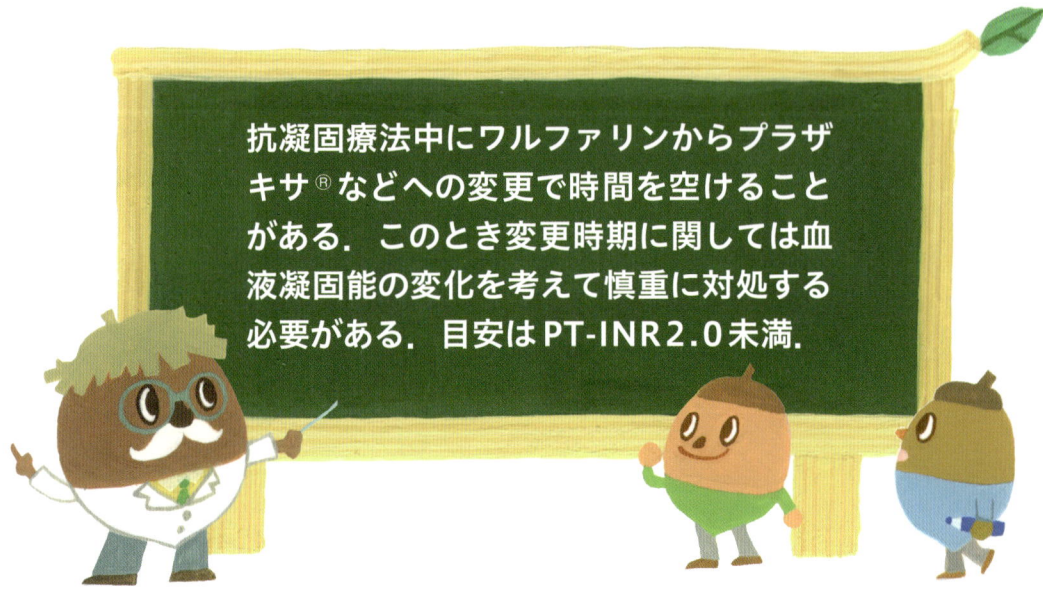

抗凝固療法中にワルファリンからプラザキサ®などへの変更で時間を空けることがある．このとき変更時期に関しては血液凝固能の変化を考えて慎重に対処する必要がある．目安はPT-INR2.0未満．

菅野彊 編
CASE 3

総コレステロール値，尿酸値に及ぼすHMG-CoA還元酵素阻害薬とチアジド系利尿薬の影響

key words
- 総コレステロール ● 尿酸値 ● ミコンビ® ● クレストール®

小西さん

57歳男性，67kg．高血圧，高コレステロール血症で3ヵ月前から下記の処方で治療を続けている．今日の血圧は140/86mmHg

Rp.

1. ミコンビ®配合錠AP＊　1回1錠　1日1回　朝食後　30日分
2. クレストール®錠5mg　1回1錠　1日1回　夕食後　30日分

＊ミコンビ®配合錠AP：テルミサルタン40mg＋ヒドロクロロチアジド12.5mg

　血球検査，尿検査とも異常なく．生化学検査では6ヵ月前に180U/LだったCPKが220U/L（基準値50〜230）に上がっている．総コレステロール184mg/dL（基準値150〜239），中性脂肪121mg/dL，HDLコレステロール65mg/dL，BUN15.5mg/dL，Scr0.95mg/dL，尿酸7.5mg/dL（基準値7.0未満），血清カリウム3.8mEq/L（基準値3.5〜5.0），空腹時血糖値112mg/dL．

　現在の処方と検査値からプロブレムをみつけ，それに対するプランを考えてみよう．

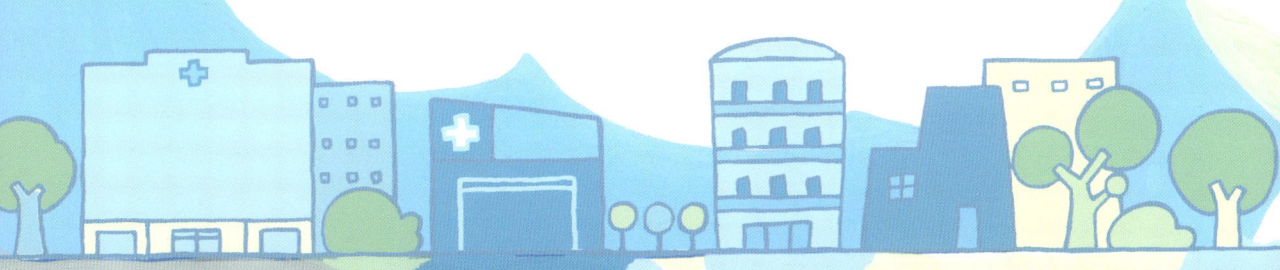

「小西さん，血圧が下がってきましたねえ」
「はい．最初に目標にした140/86 mmHgにやっと到達です」
「できれば，もう少し下げましょうね．130/76くらいに」
「引き続き，減塩食を続けます」
「小西さん．だんだんCPKという検査の値が上がってきていますが，腕のしびれとか痛みはありませんか？」
「いいえ．何もありませんが，どうしてですか？」
「クレストール®に横紋筋融解症という副作用があって，筋肉痛とCPK上昇がその発現の目安になっているのです」
「そうですか…」
「総コレステロールも基準値以内に下がりましたので，クレストール®を減らせないか，先生と相談してみましょうか？」
「よろしくお願いします」
「小西さん．もう1つ問題があるのです」
「何ですか？」
「痛風を起こす尿酸値が基準値を超えて高いのです」
「尿酸7.5 mg/dLというところですね」
「そうです．尿酸値が高いと血圧も上がったり，腎機能も低下したりしますから，何とかしないとならないですねえ」
「尿酸値を上げるようなものを食べないとかですか？」
「食べ物より，いま小西さんが飲んでいるおくすりに問題があるかもしれません」
「どういうことですか？」

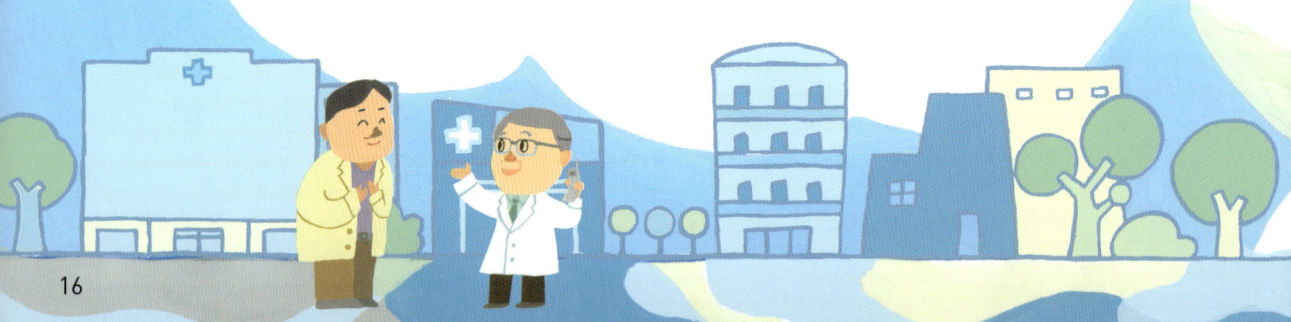

「ミコンビ®配合錠APにヒドロクロロチアジド12.5mgが入っていますが，これが尿酸値を上げている可能性があります」
「やめると血圧が上がるのでは？」
「そこをどうクリアするのか？　先生と相談してよろしいですか？」
「はい，よろしくお願いします」

「先生，小西さんですが，CPKが基準値の上限近いのですが，このままクレストール®錠5mgで大丈夫でしょうか？」
「うん，コレステロールも下がったので減量しようか」
「承知しました．クレストール®錠2.5mgでいいですか？」
「うん，そうしよう」
「もう1つ…，尿酸値が7.5mg/dLですが，これはミコンビ®配合錠APのチアジド系利尿薬が影響していると思うのですが？」
「そうか！　なるほど．うっかりしていた．ユリノーム®錠25mg併用で尿酸値を下げようか」
「先生，それも1つの方法だと思うのですが，ミコンビ®配合錠APを続けている限り，根本的な解決にはなりえません」
「なるほど，ミコンビ®配合錠APを替えようということか？」
「はい．その通りです」
「そうすると，ミカムロ®配合錠APが最適だなあ．アムロジピンの降圧効果は確実に発揮されるし」
「はい，承知しました．ミカムロ®配合錠APに変更ですね」
「よろしく頼む」

解説 EXPLANATION

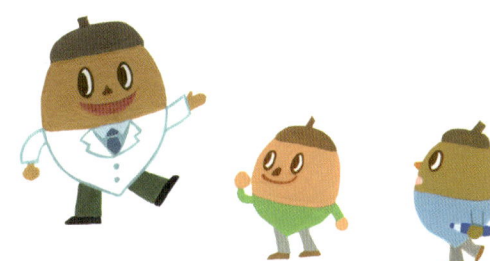

　2つの系統が異なるくすりを合わせて配合剤にすることが，よくみかけられる．新薬がなかなか出せないので，"とりあえず配合剤を出すのかなあ？"という声も聞こえるが，結構便利だし合理的だとも思う．2種類のくすりをのむより，1種類の方が楽だし，薬価が安くなることもある．さらに組み合わせによって降圧作用の強さをいろいろ変えることができるため，臨床での選択の幅が広がる．

　降圧薬の最近の配合剤をみるとARB＋チアジド系利尿薬とARB＋Ca拮抗薬の2つに分かれるが，両者とも合理的な組み合わせである．ただ，チアジド系利尿薬との配合剤に関しては耐糖能の低下や尿酸値上昇の副作用に配慮することが必要だろう．つまり，糖尿病や痛風の家族歴がある場合などは，最初から避けた方が無難である．

　ARBは血管収縮や体液貯留，交感神経活性亢進を抑制することで血圧を下げる

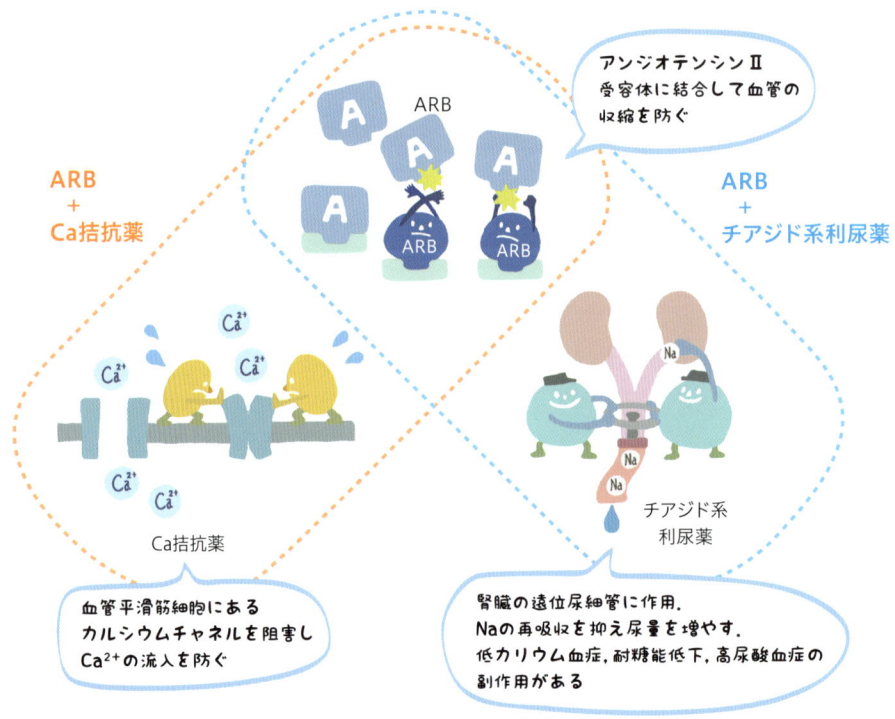

● 図　降圧配合剤の組み合わせ

ので，インスリンの効きにくい体質を改善，糖尿病の発症を抑制するとの報告がある．Ca拮抗薬は現在使用されている降圧薬のなかで確実に降圧効果を現すので，高齢者も含め，多くの症例で第一選択となる．ARBとの併用は効果的である．

　今回，配合剤がミコンビ®配合錠APからミカムロ®配合錠APに変更になった．ARBはテルミサルタン40 mgで変わりはないが，配合剤がチアジド系利尿薬からCa拮抗薬に変更された．これで尿酸値が下がるかもしれないし，降圧作用も大きいと思われ，もう少し血圧が下がる可能性がある．ただ，注意しなくてはならないのは，テルミサルタンは80 mgになると非線形を示すことである．ミコンビ®配合錠BPへの変更は要注意である．

経過 PROGRESS

　変更後2ヵ月が経過した．CPKは基準値以内に収まっており，総コレステロールは若干低下した．特筆すべきは，血清尿酸値が6.8 mg/dLと基準値内にまで下がってきたことである．これで痛風の心配はなくなり血圧にもよい影響を与えるだろう．ちなみに今回の血圧は130/70 mmHgできっちりと下がってきた．これでミコンビ®配合錠APへの変更はなくなったので一安心である．ただ，血清カリウム値が4.1 mEq/Lと上昇傾向であり，次回検査時チェックが必要である．

ミニレクチャー　降圧治療時の血清カリウム値の管理

　電解質の管理において血清カリウム値は最も重要である．それは血清カリウムの基準値が3.5〜5.0 mEq/L（イオン電極法）というきわめて狭い範囲にあるからばかりではない．降圧薬には血清カリウム値を変動させるくすりが多いからである．血清カリウム値を上げるくすりにはACE阻害薬，ARB，スピノラクトンなどがある．一方，血清カリウム値を下げるくすりには，チアジド系利尿薬やループ利尿薬などがある．両者を併用すれば丁度いいのではないか？　という主張があるがそうではない．血清カリウムの綱引きで，必ず引き分けるとは限らない．大抵はどちらかが勝つ．だから，血清カリウム値の管理は重要なのである．

　しかし，保険薬局は必ずしも患者さんの血清カリウム値を入手できるとは限らない．そういうときは，患者さんの症状を観察するしかない．高カリウム血症では手足や唇のしびれ，筋力の減退，四肢の麻痺などがみられる．低カリウム血症も高カリウム血症の症状が現れるが，さらに呼吸困難，口渇，意識障害がみられる．これらの症状が現れる危険な状態にならないように，定期的に血清カリウム値を測定することが大切である．

結論 CONCLUSION

　服用しているくすりの副作用が出ていると思われるときに，対処法が2つある．1つはその症状に対症療法を行い乗り切ることと，もう1つは原因となっているくすりを他のくすりに変更することである．今回は，チアジド系利尿薬によると思われる高尿酸血症に，尿酸排泄促進薬を加えようとした．しかし，これは根本的な解決方法とならないばかりか，くすりが増えていく一方になる．こういう場合には，尿酸値を上げない降圧薬に替えることが根本的な解決法である．薬剤師としてはくすりの薬理作用を熟知し，代替薬を示しながら基本的な方法を提案したいものである．

P#1　CPK値上限にクレストール®錠の影響は？

- **S** 両腕のしびれや痛みはありません．
- **O** CPK 220 U/L（基準値50～230 U/L）
- **A** CPK値が基準値を超えそう．クレストール®錠による横紋筋融解症に注意する必要がある．
- **P** ①尿の赤色化や筋肉痛に注意すること．
  ②クレストール®錠5 mgの中止．あるいは2.5 mg錠への変更．

P#2　尿酸値が基準値超えの上昇

- **S** 両足首のもやもや感や痛みはありません．
- **O** 尿酸値が7.5 mg/dL（基準値7.0 mg/dL未満）
- **A** ①上昇はヒドロクロロチアジドによるものではないか？
  ②痛風発作に注意しよう．
- **P** ①尿酸排泄剤の併用．
  ②ARB＋Ca拮抗薬に変更か？

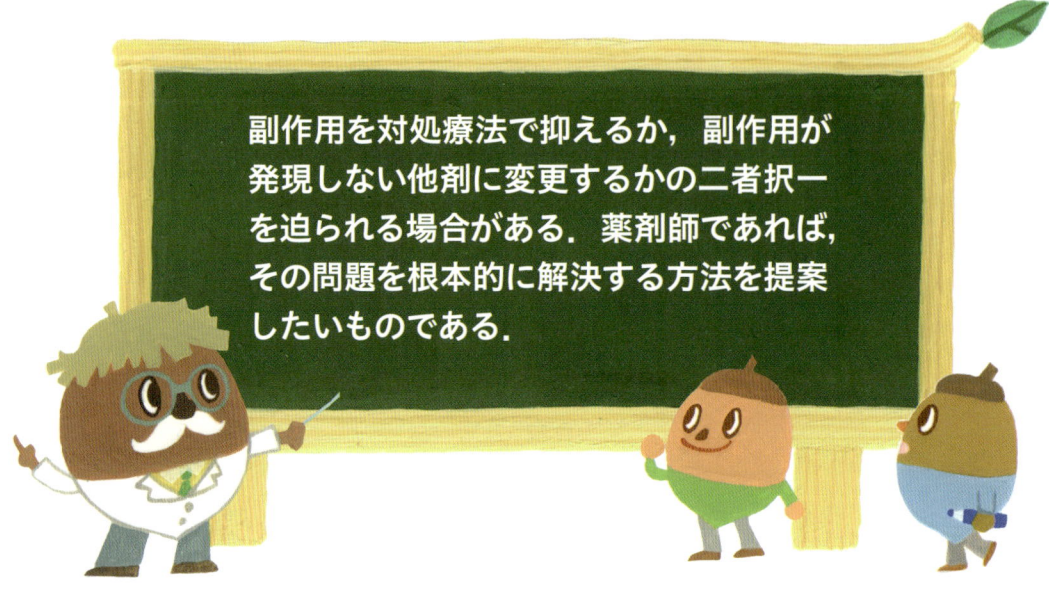

副作用を対処療法で抑えるか，副作用が発現しない他剤に変更するかの二者択一を迫られる場合がある．薬剤師であれば，その問題を根本的に解決する方法を提案したいものである．

菅野彊 編
CASE 4

Ccrの推測方法と腎排泄型薬物 レニベース®錠投与量の決定

key words
- レニベース® ・サンリズム® ・fu ・Ccr

野口さん
80歳女性，42kg，高血圧，期外収縮

Rp.

1. レニベース®錠5mg　　　1回1錠　1日1回
　　　　　　　　　　　　　　朝食後　14日分

2. サンリズム®カプセル25mg　1回1カプセル　1日3回
　　　　　　　　　　　　　　朝昼夕食後　14日分

　高血圧にはレニベース®が投与され，良好なコントロールを保っているが，期外収縮が発現してサンリズム®が加わった．レニベース®は活性体を含む尿中未変化体排泄率fu 0.64で，サンリズム®はfu 0.8の腎排泄型薬物である．

　野口さんは80歳と高齢であることから，腎機能低下が推測される．野口さんの腎機能を推測する検査値は得られていないが，腎機能低下の程度を推測することはできるだろうか？

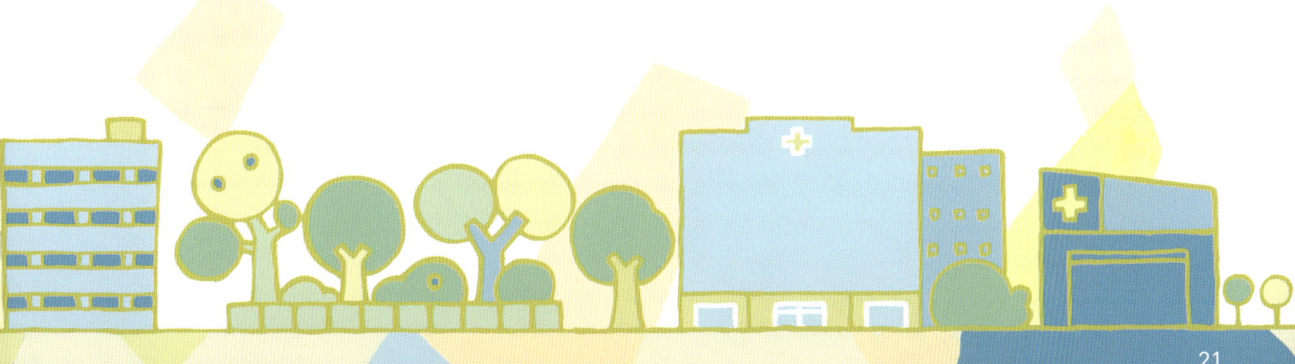

「野口さん，いつも素敵ですね．今日はお元気そうですが，お身体の具合はいかがですか？」

「ありがとうございます．血圧は大丈夫なのですが，あまり食欲がありません」

「それはいけませんね」

「お昼はいつも麺類を少し食べるだけです」

「そうですか，でも食べられるのですね」

「はい．食べてはいます．それから，寝ているときに咳が出るときがあります．かぜはひいていないのですが……」

「野口さん，腎臓を悪くしたことはありますか？」

「ありませんよ」

「尿にタンパクが出ていると言われたことはありますか？」

「ないです」

「そうですか．腎機能は大丈夫のようですが，高齢になると腎機能が自然に低下するので，腎臓から排泄されるくすりは負担がかかるかなあ」

「腎臓から排泄されるくすりって，どれですか？」

「野口さんが飲んでいる2つのくすりは，どちらも主に腎臓から排泄されるおくすりです」

「そうですか？　それで私はどのくらい腎臓の機能が低下しているのですか？」

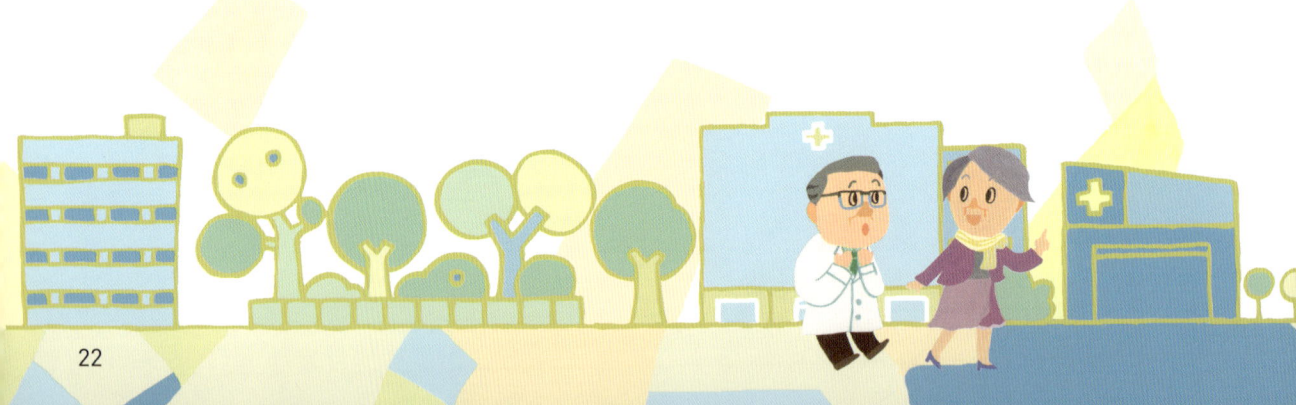

「25歳を過ぎると年1％低下すると言われていますから，75歳になると50％低下，つまり半分になります」
「私は今80歳だからさらに5％，つまり55％低下になりますね」
「野口さん，さすがですね．頭脳明晰です」
「あら！　嬉しいわ．だったら私のくすりは半分量でよいことになりますね」
「鋭い！　でも，そう単純ではないのです．くすりは腎臓から排泄される場合と肝臓で代謝されて消失する場合があり，もう少し複雑です」
「なるほど！　そうなのですか．だったら，私のおくすりを肝臓で代謝される方に変えれば私の腎臓への負荷は少なくなるのですね」
「素晴らしい，野口さん！　もしかしたら薬剤師ですか？」
「実は…，なんて．そんなことあるわけないじゃないですか」
「先生に頼んで"レニベース®を肝臓で代謝されるくすりに替えていただこうかなあ"と考えていたので，びっくりしました」
「なるほど．そうなのですね．よろしくお願いします」
「承知しました」

解説 EXPLANATION

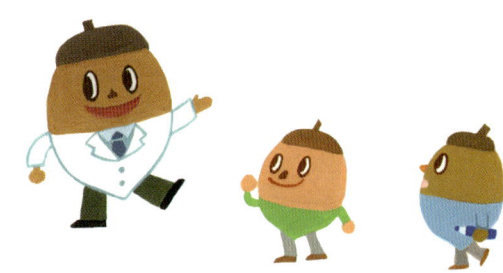

　保険薬局は，患者さんの臨床検査データを入手できることは少ない．一部，処方箋に検査値が記載されている機関があるらしいが，現場にいる身からみれば"道は未だ遠い"というのが実感である．したがって，患者さんのお話から腎機能や肝機能の程度を推測せざるを得ない．

　加齢による腎機能の低下は避けがたく，特に腎排泄型のくすりで効力の高いものには注意が必要である．くすりの排泄を適切に評価できる臨床検査値はクレアチニンクリアランスCcrである．ところが，Ccrは24時間の蓄尿を必要とするので，外来患者さんは測定されていることが少ないほかに，変動が大きな検査値である．そこで，Ccr推測の技術が発展した．Ccrの推測方法には下記の2つがある．

①年齢しかわからない場合は，25歳を過ぎるとCcr値は年1％低下するというデータから

$$成人Ccr = 若年者Ccr\ 100\,mL/min - [(年齢 - 25) \times 1.0\%]$$

②血清クレアチニンScr値がわかる場合にはCockcroft-Gaultの式を使い，年齢と体重を加味して推測を行う．

$$男性Ccr = \frac{(140 - 年齢) \times 体重(kg)}{72 \times 血清クレアチニン(mg/dL)} \quad ※女性 = 男性Ccr \times 0.8$$

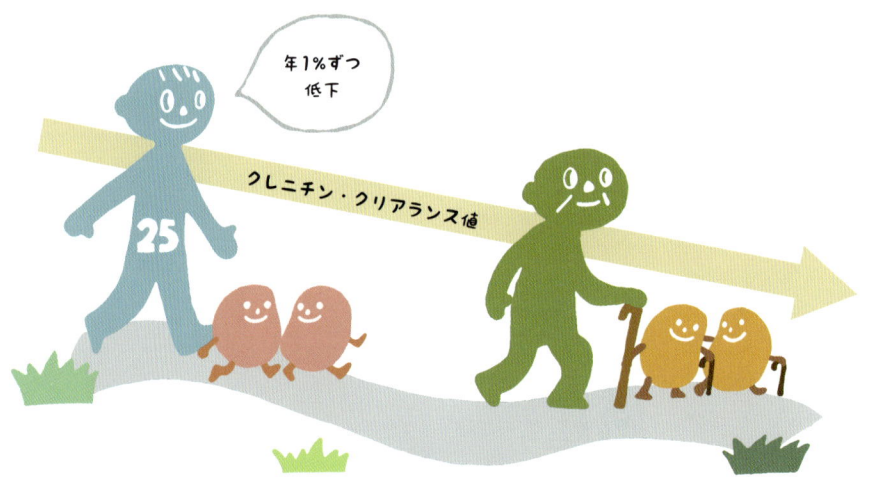

野口さんは80歳女性で，Scr値は不明なのでCcrの推測は下記の式で行う．
$$Ccr低下率 = (80 - 25) \times 1.0\% = 55\%$$
推測Ccrは成人のCcrを100 mL/minとすると
$$Ccr = 100\,mL/min - 100\,mL/min \times 0.55 = 45\,mL/min$$
で，半分以下に低下していることがわかる．ここで重要なことは野口さんに投与されているくすりは2剤とも腎排泄型薬物であること．レニベース®は服用歴が長いので，薬剤耐性ができているのでよいとして，新しく投与されたサンリズム®の必要以上の血中濃度上昇が心配である．頻脈性不整脈は徐脈にして治し，徐脈性不整脈は頻脈にして治療するので，抗不整脈薬は不整脈を起こすという原則があるからである．もしかしたら抗不整脈薬の薬理作用の過剰発現があるかもしれないので，サンリズム®による催不整脈作用が心配である．

経過 PROGRESS

サンリズム®の投与量は25 mg/dayで成人常用量の半分である．しかし，Ccrの低下が推測されているので，期外収縮とは異なる不整脈がないのかどうか訊いてみたが，それはなかった．レニベース®の投与に関しては，腎臓に優しいARBの降圧薬に変更することを提案したが，医師はレニベース®で血圧は下がり安定しているので，ARBへ変更するよりは"このままで行きたい"ということだった．ただし，蓄積の可能性があるのなら半量の2.5 mg錠へ減量してみようということになった．

現在3ヵ月経つが，不整脈の悪化や血圧上昇は認められておらず，安定した状態を示している．期外収縮もなくなり十分効果的であった．肝消失型抗不整脈薬への変更については検討しなかった．肝消失型不整脈薬は生物学的利用率の個人差が大きく，血中濃度にばらつきが多いような気がするからである．

ミニレクチャー クレアチニンクリアランスCcrの短時間測定法

1日蓄尿をするには入院しなければならない．そこで，短時間測定法が開発された．まず最初に尿を完全に採取する．そして，30分後に血液を採取し，さらに30分後に再び尿を採取する．つまり，合計で1時間だから外来で十分できる．採取した血液から血清クレアチニン濃度(P)を測定し，尿からは尿中クレアチニン濃度(U)と1分間当たりの尿量(V)を測定する．Ccr = (U×V)/Pで，求める．検査当日の食事は普通にとって構わないが，クレアチニン濃度を上げるので，前日，当日の激しい運動は避ける．

結論 CONCLUSION

　腎機能低下が推測されるとき，腎排泄型薬物の投与にどう対処するかということに関して検討した．腎機能の程度を表す指標としてBUNやScrが従来から使われてきたが，実はこれらの値は鋭敏な検査値とは言い難い．かなり低下しないと数値に現れないからである．そこで，シスタチンC値の測定が提案されたが，この測定も未だルーチンに行われるには至っていない．そこで，Ccr値が注目され応用されてきた．これは腎排泄型薬物の検討には有用であるが，肝消失型薬物に関しては誤差が大きいので注意が必要である．

　野口さんの夜間の咳について考えたい．これはレニベース®の薬理作用による副作用の可能性が高い．これはACE阻害薬がブラジキニンの分解を抑えた結果，気道局所で増加したブラジキニンが気道のC線維受容体を刺激し，その結果サブスタンスPなどのタキキニンが遊離し，これらの刺激により咳が出ると考えられている．したがって投与量に依存する薬理的な副作用であり，今回のレニベース®の減量が功を奏するかもしれない．引き続き観察していきたい．

P#1　レニベース®錠による夜間発咳か？

- **S** 夜間にときおり咳が出ますが，我慢できないくらいではないです．
- **O** レニベース®錠5mgの服用．日中，咳は出ない．
- **A** 降圧薬としてはレニベース®錠は役割を果たしているが，ARBに変更すれば咳はなくなると思われる．
- **P** 変更を提案したが，血圧コントロールが良好なので，レニベース®錠5mg→2.5mgで様子をみることになった．経過観察のこと．

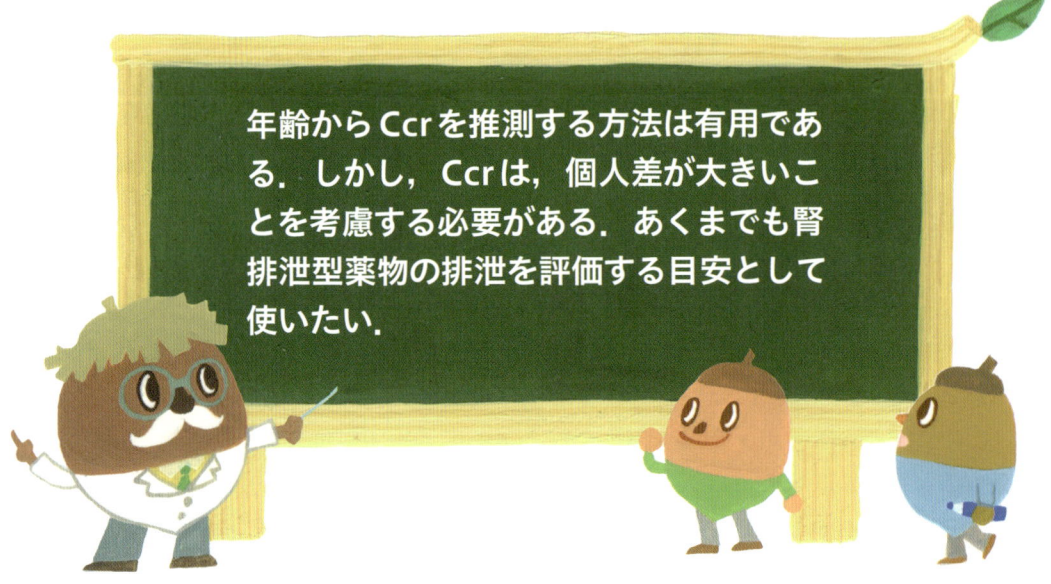

年齢からCcrを推測する方法は有用である．しかし，Ccrは，個人差が大きいことを考慮する必要がある．あくまでも腎排泄型薬物の排泄を評価する目安として使いたい．

菅野彊 編
CASE 5

Ccrと尿中未変化体排泄率を応用したジゴキシン消失半減期延長の推測

key words
- CTR　● Scr　● Ccr　● fu　● $t_{1/2}$　● ジゴキシン

加藤さん
70歳男性，60kg，発作性上室性頻拍，うっ血性心不全合併

Rp.
1. ジゴキシン錠0.125mg　1回1錠　1日1回　朝食後　14日分
2. ラシックス®錠20mg　1回1錠　1日1回　朝食後　14日分
3. スローケー®錠600mg　1回1錠　1日1回　朝食後　14日分

　ジゴキシン0.125mg/dayで発作性上室性頻拍を良好に治療していた加藤さんが，うっ血性心不全を合併し，ラシックス®，スローケー®が加わった．Scrが1.0mg/dLから1.3mg/dLに上昇している．腎機能が低下すると，ジゴキシンの$t_{1/2}$が大きくなるので，定常状態到達時間が延長し，定常状態のジゴキシン血中濃度が上昇する．

　腎機能低下が示唆される加藤さんのジゴキシン投与量や投与間隔はこのままでよいだろうか？　検討してみよう．なお，ジゴキシンfu0.75，ジゴキシン若年者$t_{1/2}$36時間，若年者Ccr100mL/minとする．

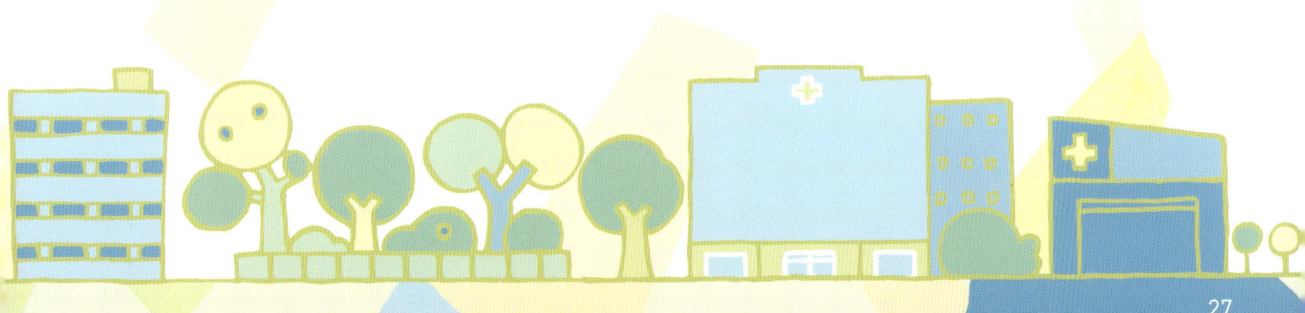

「加藤さん．最近，動悸とか息切れはどうですか？」
「うん．十分治まっていたけど，足が浮腫んできたほかに，息切れがしていた」
「そうですか．それで，受診したのですね」
「胸のX線写真を撮ってみせてくれた」
「それで，どうだったのですか？」
「心臓が大きくなっていた」
「CTR（心胸郭比）は聞いていますか？」
「58％とか…」
「そうですか．それで，利尿薬が出たのですね」
「おしっこが出るので，新しいくすり2種類を朝にジゴキシンと一緒にのんでくださいと言われました．この大きな白い錠剤はなんですか？」
「これはカリウム製剤です」
「何に効くのですか？」
「利尿薬でおしっこだけ出ればよいのですが，カリウムも出ていくのでそれを補充するのです．カリウムが低くなると，心臓に影響しますから」

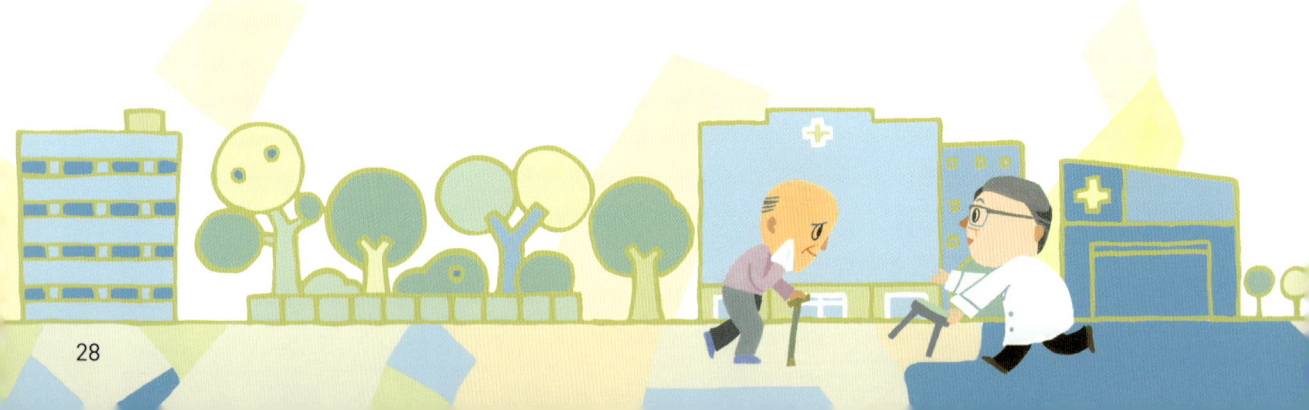

「そうですか．今回は腎機能が低下しているかもしれないということで，血液検査もしてみるとのことでした」
「そうですね．先生はジゴキシンの血中濃度が上がって，中毒になるのを心配しているのだと思います」
「中毒にはなりたくないですね」
「はい，加藤さんのジゴキシン投与量を減らすか，投与間隔を長くするかの判断をするために検査をしているのだと思います」
「そうですか．ジゴキシン中毒になりそうなときはわかりますか？」
「まず食欲不振や嘔吐などの胃腸障害が出ますからわかりますよ」
「そうですか」
「それにジゴキシンの血中濃度も測ることができますので，安心してのんでください」
「はい，わかりました」
「ジゴキシンが身体のなかから消失していく時間が，どのくらい延長しているか推測して，先生に報告しますね．それによって適切な投与量，投与間隔を決めてもらいましょうね」
「はい．よろしくお願いします」

解説
EXPLANATION

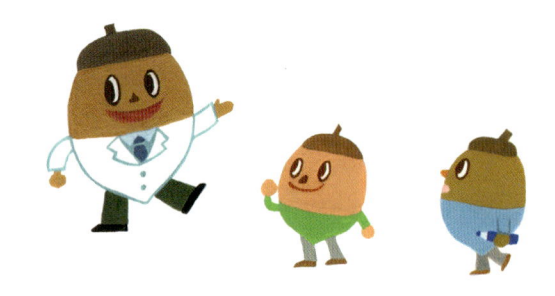

　くすりの消失半減期$t_{1/2}$はいろいろなことに使える有用な薬物動態パラメータである．例えば，血中濃度はいつ定常状態に達するか？　いつ，くすりは体内から消失するのか？　などなど．しかし，$t_{1/2}$は腎臓や肝臓の機能の低下や加齢によって変化していく．したがって，その変化を素早くとらえ，的確な判断をすることは特に重要となる．そこで，腎機能低下者や高齢者の変化した$t_{1/2}$を推測することが必要になってくる．それは尿中未変化体排泄率をfu，クレアチニンクリアランスをCcrとすると，下記の式で可能になる．

$$新消失半減期 = 旧消失半減期 \times \frac{1}{1 - fu \times 薬物消失能低下率}$$

　つまり，旧$t_{1/2}$に薬物残存率の逆数を掛ければよい．問題は薬物残存率を求めるために薬物消失能低下率をどうやって求めるかである．それは患者さんのCcrの変化率「(旧Ccr−新Ccr)／旧Ccr」から求めることができる．したがって，新しい$t_{1/2}$は次で求めることができる．

$$新消失半減期 = \frac{旧消失半減期}{1 - fu \times \left[\dfrac{旧Ccr - 新Ccr}{旧Ccr}\right]}$$

　まず，加藤さんの新しいCcrを推測してみよう．血清クレアチニンScr値は1.3 mg/dLだから　Cockcroft-Gaultの式を使えるので

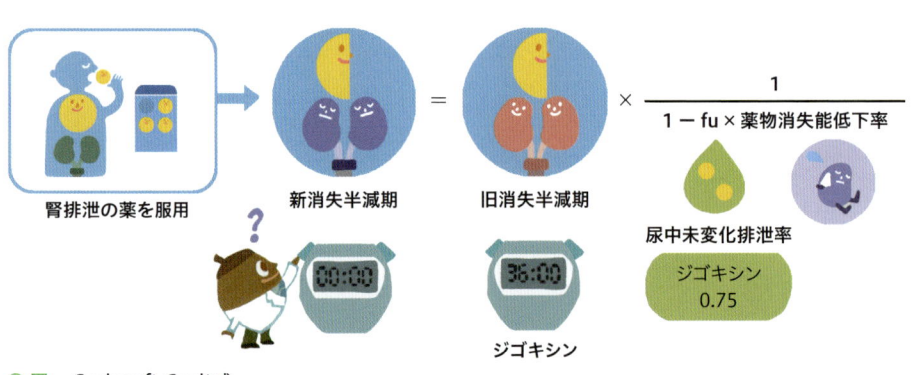

● 図　Cockcroft-Gault式

$$Ccr = \frac{(140 - 年齢) \times 体重(kg)}{72 \times Scr\,(mg/dL)}$$

$$= \frac{(140 - 70) \times 60\,kg}{72 \times 1.3\,mg/dL} = 45\,mL/min$$

加藤さんのジゴキシン $t_{1/2}$ の推測をしてみよう．

$$\frac{36\,hr}{1 - 0.75 \times \left[\dfrac{100\,mL/min - 45\,mL/min}{100\,mL/min}\right]} = 61\,hr$$

加藤さんのジゴキシン $t_{1/2}$ は加齢による腎機能の低下で，36時間から61時間に延長している．

経過 PROGRESS

加藤さんは高齢者なのでジゴキシン血中濃度が定常状態に達するには $t_{1/2}$ の10倍で610時間≒25日間かかるが，昨日今日 Scr が上がったわけではないと思うので，現在ジゴキシン血中濃度は定常状態だとすると，徐脈や消化器症状はないのでジゴキシン中毒には至っていないと考えられる．今回の処方が続く予定であるが，念のためジゴキシン血中濃度の測定をお願いした．結果は3日目に届き C_{ssave} 1.1 ng/mL だった．BUN は 13.0 mg/dL で基準値以内だった．

ミニレクチャー 心胸郭比（cardiothoracic ratio；CTR）

心臓が大きいといわれる場合，胸部X線写真で指摘されることが多い．胸部X線検査は主に肺をみる検査であるが，実は心臓もみえている．胸部X線では，胸全体の大きさである胸郭に対して心臓が占める割合である心胸郭比を計測する．

具体的には，心吸気時の胸郭横径（c）に対する心横径（a＋b）の比率である（右図）．正常であれば心胸郭比は50％未満とされ，50％以上であった場合，「心拡大」とされる．ただ，50％というのはあくまでも目安で，もともとの心臓が占める割合が40％であった人が，48％まで大きくなった場合は，心拡大と判断されることがある．逆に，胸部レントゲンで心胸郭比が50％以上あっても，実際に心エコーで計測してみると心臓の大きさは正常範囲内で，心臓が横向きに寝ていて，幅広くみえるだけという場合もある．

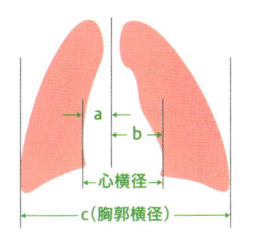

結論 CONCLUSION

　加藤さんの$t_{1/2}$は36時間から59時間に延長になっていた．この結果どんな状況がもたらされるか考えてみよう．$t_{1/2}$の延長は定常状態到達時間の延長をもたらす．それは定常状態血中濃度を上昇させ，薬効・副作用の増加につながる．とるべき対策としては下記の3つが考えられる．

　対策1． ジゴキシンの減量．0.125 mg/dayから0.0625 mg/dayに減量する．
　対策2． 毎日投与を隔日投与に変更する．
　対策3． ジゴキシン血中濃度測定を測定し，きめ細かいモニタリングを行う．

　$t_{1/2}$の推測は，患者さんの状態の判断や今後の方針の決定に有用である．ただし，fuと患者Ccrを指標とした推測式の性格上，fuが0.3以下と低い場合およびCcrに変化がない場合には意味を持たないだろう．あくまでも，腎機能の低下が推測される腎排泄型薬物に使用したときに推測の精度が高いのである．

P#1　$t_{1/2}$の延長がある．投与量，投与間隔はこのままでいいか？
- **S**　現在のところ不快な消化器症状や除脈はありません．
- **O**　70歳，ジゴキシン0.125 mg投与．Scr 1.3 mg/dL
- **A**　ジゴキシンは腎排泄型薬物なので腎機能低下の影響は避けられないのではないか．投与量，投与間隔の検討が必要である．
- **P**　とりあえず，ジゴキシン血中濃度を測定する．

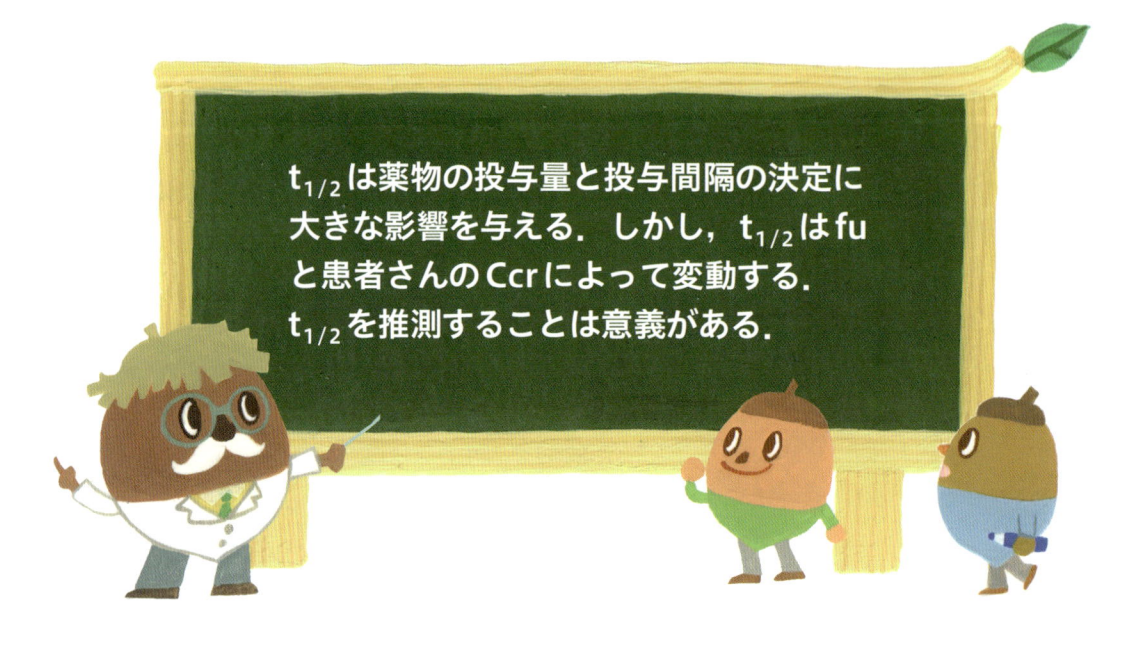

$t_{1/2}$は薬物の投与量と投与間隔の決定に大きな影響を与える．しかし，$t_{1/2}$はfuと患者さんのCcrによって変動する．$t_{1/2}$を推測することは意義がある．

菅野彊 編
CASE 6
CcrとGiusti-Hayton法によるジゴキシン投与量の決定

key words
- Scr ・Ccr ・ジゴキシン

佐藤さん
76歳男性，62kg，本態性高血圧

Rp.

1. ブロプレス®錠4mg　　1回1錠　1日1回　朝食後　14日分
2. ジゴシン®錠0.25mg　1回1錠
   ラシックス®錠20mg　1回1錠
   　　　　　　　　　　　　　　　1日1回　朝食後　14日分

　1年前から，高血圧のためブロプレス®錠4mgを服用中．2週間前からうっ血性心不全併発，Rp.2が追加された．血圧は146/90mmHg．3日前から食欲がなく，ときおり吐き気がするという．

　臨床検査値は6ヵ月前の薬歴から，血清カリウム値は4.2mEq/L（基準値3.5〜5.0m），BUN 20.0mg/dL（基準値8〜20），Scr 1.4mg/dL（基準値0.7〜1.2）と腎機能低下を示唆するデータが得られているのみである．

　佐藤さんのジゴキシン投与量はこのままでよいだろうか？検討してみよう．

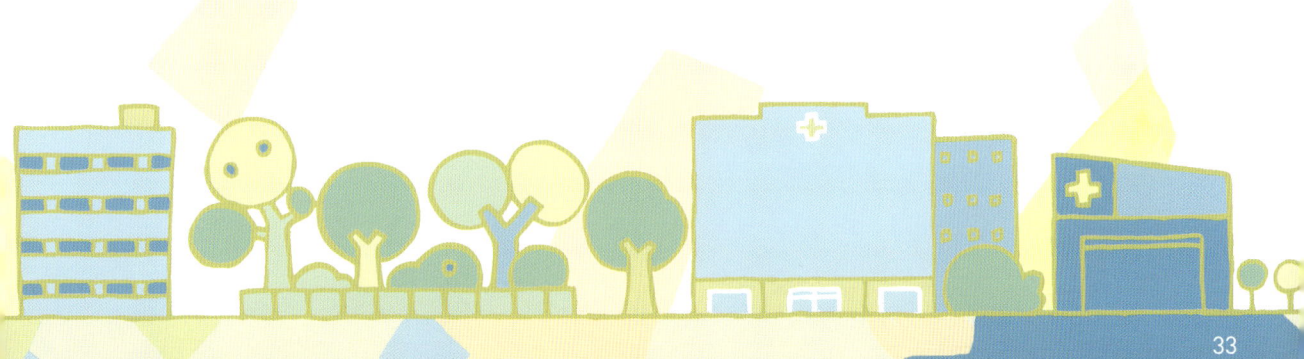

「佐藤さん，前回利尿薬が加わったのですが，おしっこは出ましたか？」
「はい，ちゃんと出ましたよ．浮腫みが取れたような気がします」
「夜もトイレに起きなければならないというようなことはないですか？」
「大丈夫です．ありません」
「佐藤さん，血圧が高めですねえ」
「そうなのですよ」
「くすりはちゃんとのめていますか？」
「はい，のんでいます」
「最近，血液検査はいつやりましたか？」
「6ヵ月くらい前にやっただけなので，次回血液検査と胃カメラです．食事をとらないでくるように言われました」
「そうですか．6ヵ月前の血液検査では腎機能が低下しています，その後おしっこの出が悪かったり，浮腫みはありますか？」
「はい，浮腫みはあったのですが，今回の利尿薬で楽になりました」
「息苦しいのはよくなっていますか？」
「はい，だいぶ楽になってきました」
「ジゴキシンが効いているのですね．最近，胃腸の調子は悪くないですか？」
「少し吐き気がして具合が悪いような気がします」
「そうですか」
「食べ過ぎ，飲みすぎとかはまったくありませんので，私も気になります」

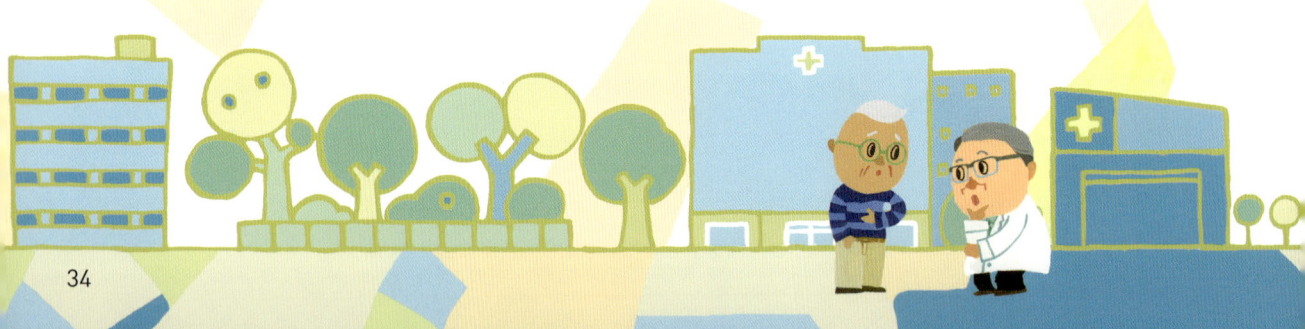

「気になるのはジゴキシンの副作用ではないかなあということです」
「そうですか…」
「胃腸障害が出やすいのですよ．佐藤さん，先生と相談してみてよいですか？」
「はい，よろしくお願いします」

「先生，佐藤さんですが，薬局で食欲不振と吐き気の胃腸障害を訴えています．ジゴキシンの副作用ではと気になるのですが…」
「そうかあ．状態もよくなかったのでジゴキシン0.25 mgにしたが，Over Doseだったかなあ」
「先生，佐藤さんのCcrを推測して，適切な投与量をGiusti-Hayton法により推測すると，投与量は0.14 mg/dayになります」
「そうかあ．やっぱり，Over Doseかなあ．今日は大分よさそうなので減量するか」
「はい．もう少し少なくても大丈夫かと思います」
「佐藤さんに，もう一度クリニックに来るように伝えてください」
「承知しました」

「佐藤さん，先生がもう一度診察したいと言っていますが，時間はありますか？」
「そうですか，大丈夫です」

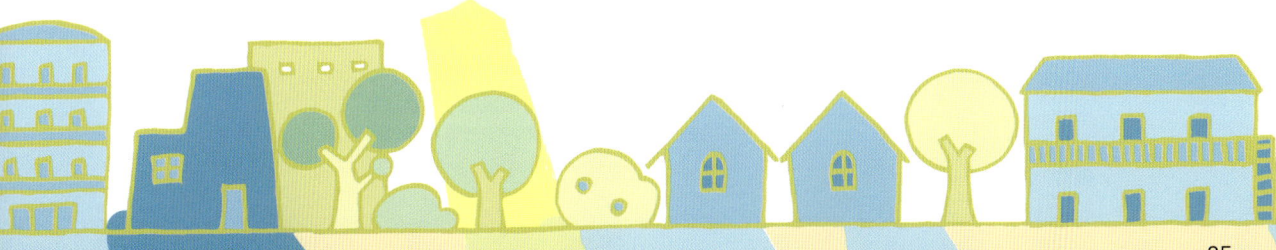

解 説
EXPLANATION

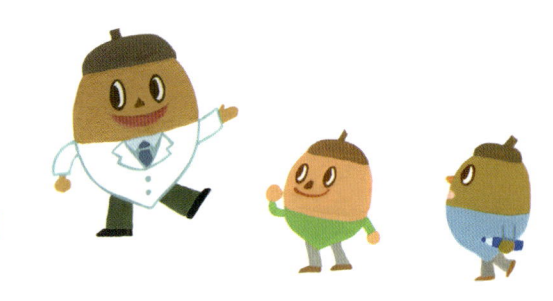

　Over Doseかも知れないとの判断の根拠になったGiusti-Hayton法とは何だろう？　それは腎機能低下者の投与量を決めるときに，そのくすりの尿中未変化体排泄率fuと患者さんのCcrから，適切な投与量を計算する方法である．病院時代から何度この方法に助けられたことだろうか！　数えきれない．Giusti-Hayton法は腎機能正常者の投与量から，腎機能の低下によって体内に留まる量を引いた値である．

$$D(r) = D - D \times fu \times \frac{Ccr - Ccr(r)}{Ccr}$$

D (r)：腎障害者投与量　　　Ccr　　：腎正常者クレアチニンクリアランス
D　　：腎正常者投与量　　　Ccr (r)：腎低下者クレアチニンクリアランス
fu　　：尿中未変化体排泄率

　Scrがわかっている場合のCcrは下記に示すCockcroft-Gault法により求める．

$$Ccr = \frac{(140 - 76) \times 62\,kg}{72 \times 1.4\,mg/dL}$$

　ジゴキシン尿中未変化体排泄率fuは0.7なので，Giusti-Hayton法による投与量の検討は下記のとおりで，佐藤さんの適切な投与量は0.14 mg/dayであることがわかる．これがOver Doseの根拠である．

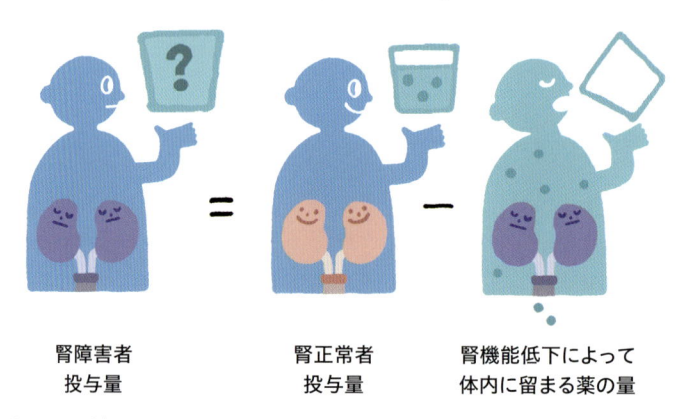

● 図　Giusti-Hayton法

腎障害者投与量　＝　腎正常者投与量　－　腎機能低下によって体内に留まる薬の量

$$D(r) = 0.25\,mg - 0.25\,mg \times 0.7 \times \frac{100\,mL/min - 39.3\,mL/min}{100\,mL/min}$$

$$= 0.14\,mg/day$$

　この方法の優れていることは，投与量を決めるのにくすりのfuと患者さんのCcrのみがわかればよいことである．つまり，薬物血中濃度を測定しなくてもよいところにある．

経 過 PROGRESS

　一旦，クリニックに戻って再び診察を受けた佐藤さんの処方箋は変更になっていた．高めの血圧を考慮したのだろう．ブロプレス®錠は4mgから8mg/dayに増量されていた．ジゴシン®錠は0.25mg/dayから0.125mg/dayに減量されていた．2週間後，血圧は130/80mmHgに改善されて食欲不振，吐き気の消化器症状も改善していた．ジゴキシンも0.125mg/dayで十分役割を果たしているようである．

　佐藤さんは薬局に来て"ありがとう"とお礼を述べてくれた．嬉しい限りである．

ミニレクチャー　ジゴキシン有効血中濃度

　ジゴキシンの有効血中濃度はインタビューフォームでは0.8〜2.0ng/mLとされている．しかし，この血中濃度は高いような気がする．最近は至適血中濃度は0.9ng/mLといわれている．日本でジゴキシン血中濃度測定が始まった40年位前には，有効血中濃度の上限は2.5ng/mLとされ，かなり高い血中濃度が許容されていたのである．1983年5月の『医薬ジャーナル』の私の論文はCssminが2.05ng/mLでCmaxの推測値が2.47ng.mLであり，これを"よし"としている．現在の基準で行けば完全に中毒域である．

　その後，ジゴキシン血中濃度と治療効果，副作用の関係に関して，いろいろな経験が積まれ，0.8〜2.0ng/mLの有効血中濃度範囲が確立された．つまり，有効血中濃度もエビデンスの蓄積のもとに変化していくのである．そして，0.125mg錠ができた．この0.125mg錠は割線があって，さらに0.0625mgという投与量を設定している．現在では，最低有効血中濃度は0.5ng/mLといわれ，かなり低濃度でも効果があるといわれているし，実際にそうである．

　このように有効血中濃度は固定されるものではなく，変化する場合があること．とくに低カリウム，高カルシウム，低マグネシウム血症ではジゴキシン感受性が増大すること．そして，ジゴキシンの感受性に関しても個人差があることを認識することは重要である．

結論 CONCLUSION

　腎排泄型のくすりの排泄はCcrに相関する．このことから，腎排泄型のくすりの排泄や投与量，投与間隔に関してはいろいろな理論的な展開ができる．つまり，Ccrの推測や投与量に関する検討である．とくにCockcroft-Gault法とGiusti-Hayton法のこの領域での貢献は大きい．しっかりと身に付けておきたい．

P#1　腎機能低下．食欲不振・吐き気はジゴキシンの副作用ではないか？

S 食欲がなく吐き気がする．

O Scr 1.4 mg/dL，ジゴキシン 0.25 mg/日

A ジゴキシンのfuは0.7で腎排泄型だから腎機能低下時は血中濃度が上昇する．食欲不振・吐き気はジゴキシンの副作用ではないか．

P 食欲がなく吐き気がするのは，ジゴキシン錠のためかも知れません．処方医にお話ししてみていいですか？

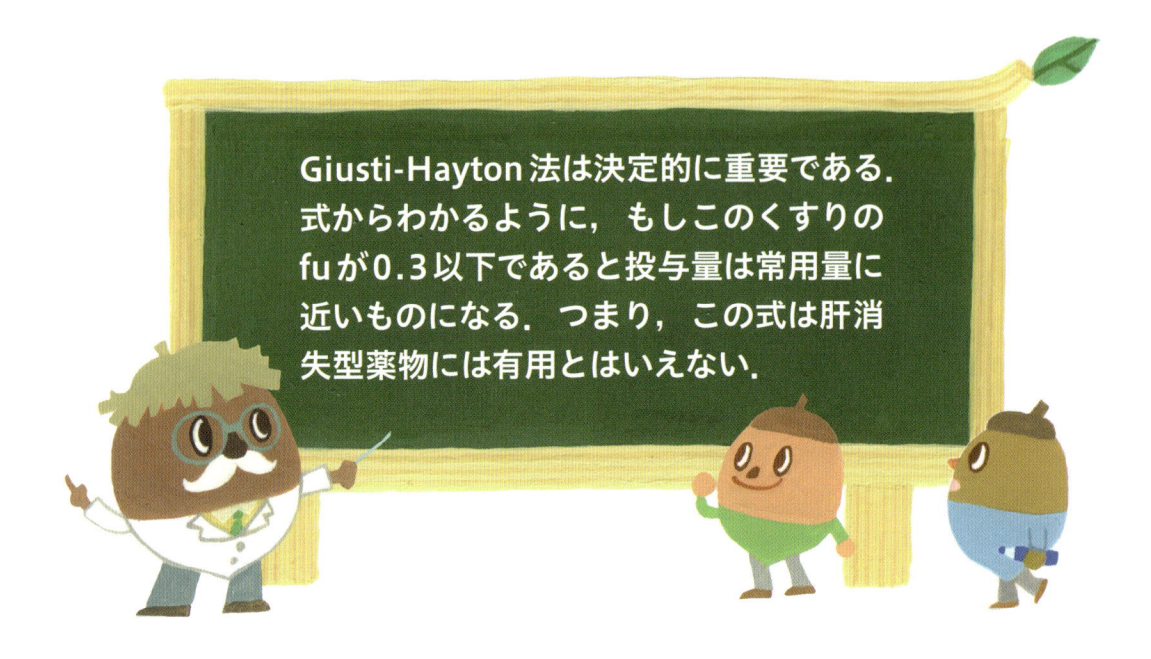

Giusti-Hayton法は決定的に重要である．式からわかるように，もしこのくすりのfuが0.3以下であると投与量は常用量に近いものになる．つまり，この式は肝消失型薬物には有用とはいえない．

菅野彊 編
CASE 7
ARB投与中の血清カリウム値の変動と投与設計

key words
- K ・Ccr ・fu ・ラジレス®

福田さん
86歳男性，60kg，本態性高血圧

Rp.

1. ラジレス®錠150mg　　　1回1錠
   パナルジン®錠100mg　　1回1錠
   　　　　　　　　　　1日1回　朝食後　30日分

2. サンリズム®カプセル25mg　1回1カプセル
   　　　　　　　　　　1日2回　朝夕食後　30日分

　60歳時に高血圧を発症し，それ以来種々の降圧薬を服用してきた．1年前から，ラジレス®錠を服用している．その頃から発作性心房細動が発現するようになり，6ヵ月前から，パナルジン®錠，サンリズム®カプセルが加わった．腎機能，肝機能に関しては特筆すべきことはない．血球検査，生化学的検査にとくに異常はなく，血清カリウム値は3.7mEq/Lである．この処方および経過について何かプロブレムはないか検討してみよう．プロブレムがあればプランを考えてみよう．

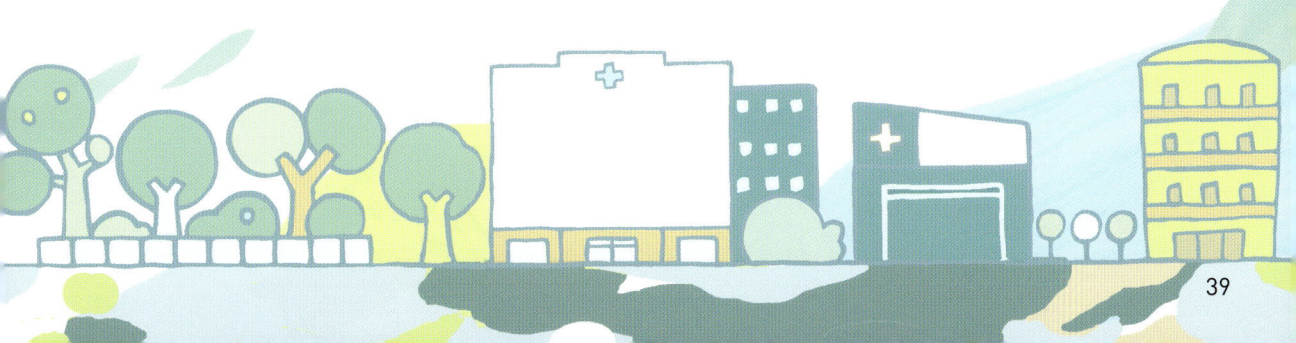

「福田さん，こんにちは．今日も同じ処方ですね」
「血圧も安定していますから，大丈夫なそうです」
「食欲不振や吐き気など感じることはないですか？」
「ありません」
「不整脈はいかがですか？　落ち着いていますか？」
「はい．お陰様でくすりをのみはじめてからは，不整脈は一度も起きていないです」
「そうですか！　よかったですね．今日の血圧はいかがでしたか？」
「136/86です」
「いいですね．ところで福田さん，今まで"腎臓が悪い"と言われたことありますか？」
「いや，ありません」
「おしっこにタンパクが出ていると言われたことはありませんか？」
「ありませんが，どうしてですか？」
「6ヵ月前に加わった2種類のうち，1種類のくすりが腎臓から排泄されるくすりなのです」
「どのくすりですか？」
「不整脈のくすりです」
「そうですか……」

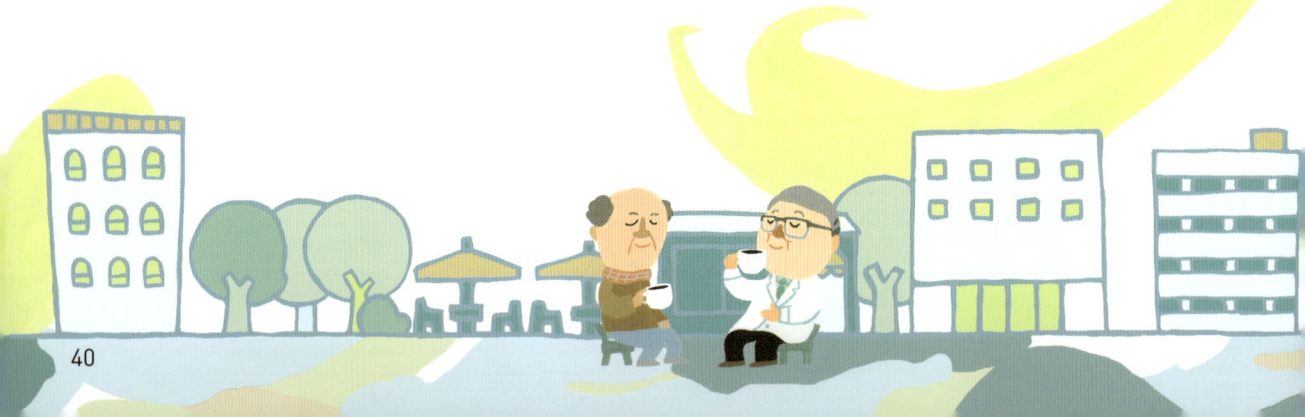

「もし，腎臓の機能が低下していたとすると，そのくすりはからだの外に排泄されずに体内に留まるので副作用が出るかもしれないのです」

「そうなのですか？」

「はい．福田さんは高齢なので，腎機能の自然な低下は避けられないから，先生はそれを考慮して，サンリズム®は若い人たちの半分以下の量が処方されています」

「半分だと効果も半分しかないのではありませんか？」

「大丈夫です．腎機能の自然低下があるので，その分くすりは体内に留まりますから，体内のくすりの量は若い人たちと同じくらいあります」

「そうですか」

「手足や唇のしびれもありませんね」

「はい」

「血清カリウム値も基準値に収まっているようですね．よかったです」

「ありがとうございます」

「福田さんは毎月月初めにいらっしゃいますし，薬もきちっとのんでいますね．患者さんとして優等生ですね」

「ありがとうございます」

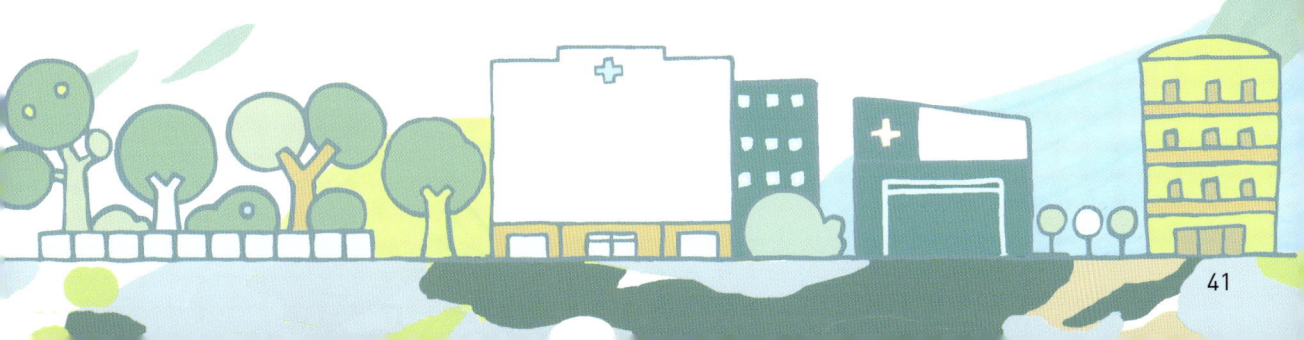

解 説
EXPLANATION

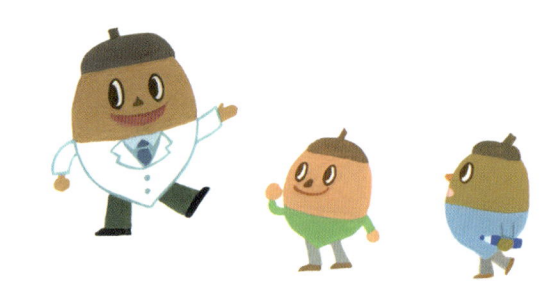

　福田さんは，高齢であることから腎機能の自然低下は考えられる．そこで，腎機能のチェックに入っている．どうやら，大丈夫らしい．サンリズム®の投与量が適切か否かをGiusti-Hayton法によって確かめてみよう．まず，福田さんのクレアチニンクリアランスCcrが必要である．年齢しかわからないので，Ccrは25歳を過ぎると年1％低下していくという下記の方法を用いよう．なお，成人のCcrは100 mL/minとする．

$$Ccr = 100 - (86 - 25) \times 1.0\% = 39\,\text{mL/min}$$

高血圧や糖尿病によって血管に負担がかかる

血小板の凝集を抑える．

抗血小板薬

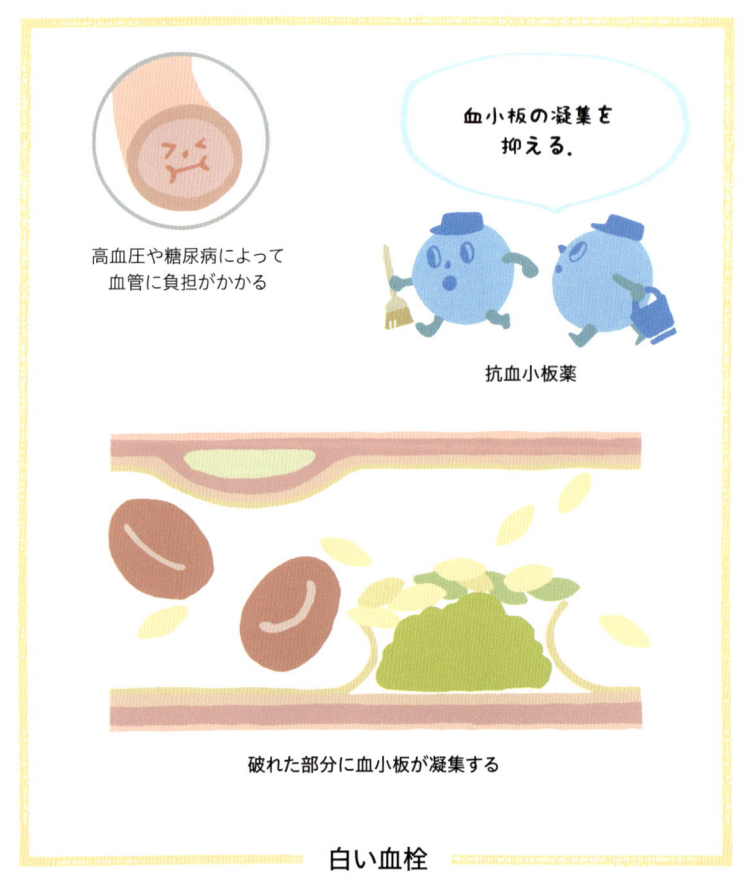

破れた部分に血小板が凝集する

白い血栓

● 図　血栓の種類と治療薬

次いで，サンリズム®の尿中未変化体排泄率fu 0.8，常用量75 mg/dayを用いて福田さんの適切なサンリズム®投与量をGiusti-Hayton法によって求める．

$$D(r) = D - D \times fu \times \frac{100 - Ccr(r)}{100}$$

$$= 75 \,mg/day - 75 \,mg/day \times 0.8 \times \frac{(100 - 39) \,mL/min}{100 \,mL/min}$$

$$= 38.4 \,mg/day$$

適切な投与量は38.4 mg/dayと推測された．サンリズム®の投与量50 mg/dayは採用すべきやむを得ない投与量であると思われる．

次いで，パナルジン®錠投与について考えてみよう．アテローム性動脈硬化由来の白い血栓の溶解剤は抗血小板薬が有用である．心房細動による赤い心原性脳血栓の予防であれば，抗凝固薬の使用が適切である．

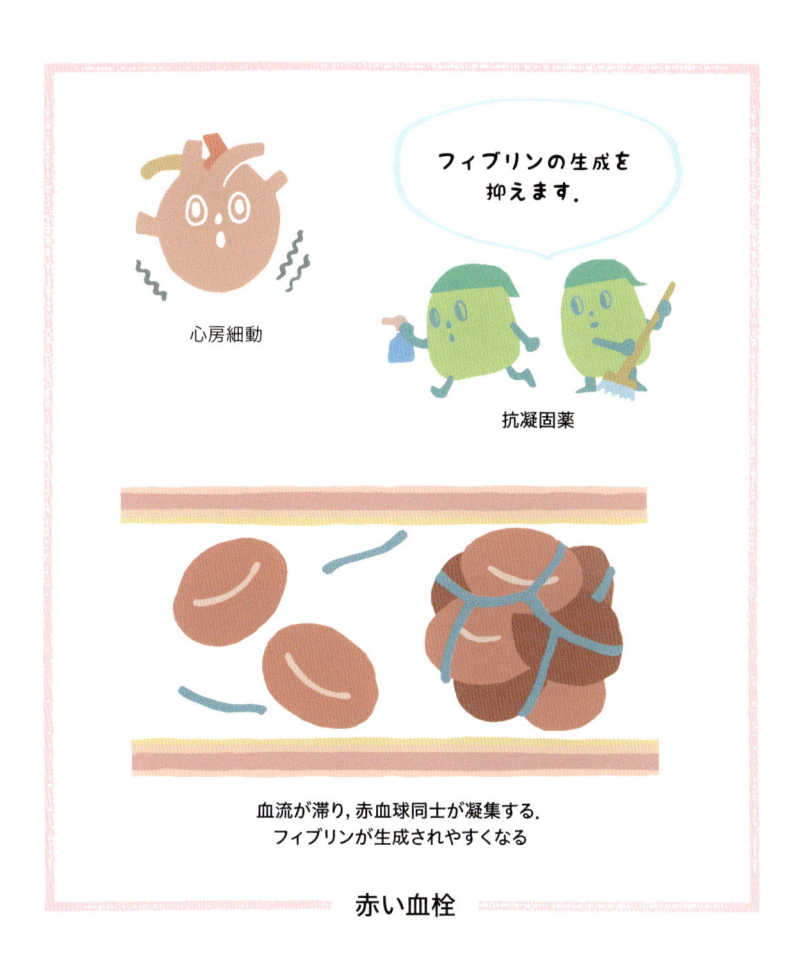

心房細動

フィブリンの生成を抑えます．

抗凝固薬

血流が滞り，赤血球同士が凝集する．フィブリンが生成されやすくなる

赤い血栓

この症例では抗不整脈薬サンリズム®も投与されていることから，心原性血栓の予防効果も必要とされているはずであるが，どうしてパナルジン®のみの投与なのか？　というプロブレムが浮かび上がる．医師に尋ねた．この患者さんの心房細動は初期にごく短い間あっただけで，今はまったくないとのことだった．それでパナルジン®のみ投与しているとのことだった．

経過 PROGRESS

　この症例ではもう1つプロブレムがあげられる．それは，血清カリウム値上昇の可能性である．血清カリウム値の基準値は3.5〜5.0mEq/Lと狭い範囲内にある．カリウム代謝を調節しているのはNa-Kポンプと腎からの排泄である．腎からの排泄はアルドステロンが関与している．ラジレス®はレニン－アンジオテンシン－アルドステロン系を抑制する結果，血清カリウムを上昇させる．

　血清カリウムの上昇は心筋障害を引き起こす．血清カリウム値を定期的に測定する必要がある．

　福田さんの血清カリウム値は現在3.7mEq/Lと基準値内にある．当分大丈夫だろうが，定期的に血清カリウム値の検査を行う必要がある．手足や唇のしびれなど，初期症状の発現に注意するように伝えた．

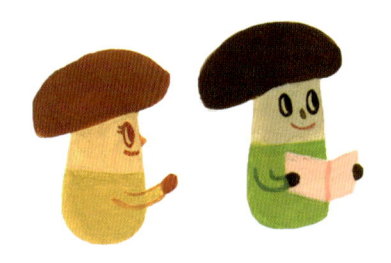

結論 CONCLUSION

Giusti-Hayton 法はくすりの fu と患者さんの Ccr がわかれば計算できるので，投与量が適切かどうかの判断に有用である．ただし，fu が小さい肝消失型のくすりの場合には誤差が大きくなるので不確実になるから，使用は避けた方がいいと思われる．

P#1　血清 Ccr 値がない場合の Ccr 値の推測
- **S** 吐き気や嘔吐はありません．
- **O** 86歳サンリズム® 25 mg×2 投与．
- **A** 26歳から Ccr は年1％低下することを応用して Ccr を推測すると86歳の Ccr は 39 mL/min である．
- **P** このままの投与量で経過観察をする．

P#2　抗凝固剤の投与は必要ないか？
- **S** 歯肉出血や内出血はありません．
- **O** パナルジン®錠のみの投与．抗凝固剤は必要ないか？
- **A** 抗不整脈剤サンリズム®併用．心原性血栓の心配は？
- **P** 心房細動は治まっているので，このまま継続の方針．

P#3　血清カリウム値の上昇に注意
- **S** 手足や唇のしびれなどはありません．
- **O** 血清カリウム値 4.0 mEq/L．
- **A** ラジレス®は血清カリウム値を上げるので，要注意．
- **P** 初期症状に注意．定期的に血清カリウム値の検査を行う．

血清カリウムのバランスは大切である．血清カリウム値を上げるくすりと下げるくすりが併用される場合，定期的な血清カリウム値の測定を心がけるべきだろう．

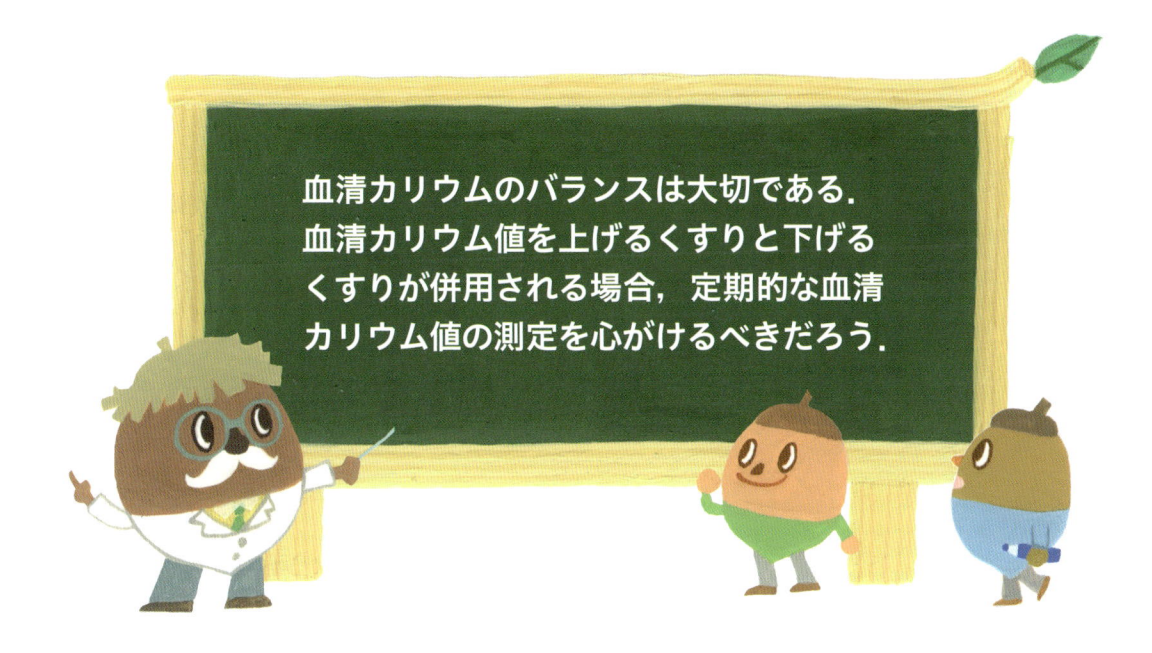

> **ミニレクチャー** クレアチニンクリアランス Ccr を検査する意義
>
> 　Ccr は，1分あたり血液に含まれる老廃物であるクレアチニンをどのくらいきれいにするかという値で，血液の容積で表される．つまり，腎臓の糸球体や尿細管が老廃物などを取り除く力がどれくらいあるかをチェックすることにより，腎機能を調べる検査である．
>
> 　血清尿素窒素やクレアチニンも，腎機能のスクリーニング検査として有用であるが，これらの値が高値を示すようになるには，腎機能が正常の50〜70％以下になってからで，軽い腎機能低下も捉えられるようにCcrの検査が行われる．
>
> 　異常値の程度としては，50〜70 mL/min で軽度，30〜50 mL/min で中等度，30 mL/min 以下で高度の障害が考えられる．30 mL/min 以下になると，心臓麻痺，腸閉塞，昏睡などを引き起こす尿毒症が疑われ，大変危険な状態である．

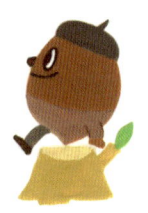

菅野彊 編
CASE 8

肝機能検査値およびA/G比と肝消失型薬物の副作用チェック

key words
- A/G比 ・エースコール® ・コニール® ・バイアスピリン®
- パナルジン® ・メインテート® ・肝機能検査

小西さん
69歳男性，54kg，高血圧，心筋梗塞の既往あり

Rp.

エースコール®錠4mg	1回1錠
コニール®錠4mg	1回1錠
バイアスピリン®錠100mg	1回1錠
パナルジン®錠100mg	1回1錠
メインテート®錠5mg	1回1錠
	1日1回　朝食後　14日分

　町の検診で「肝機能が少し落ちている」と言われたとのこと．肝機能の低下は"もしかしたらくすりのせいかなあ？"と，思っている．小西さんは，この処方でもう1年以上治療している．この処方および経過について何かプロブレムはないか検討してみよう．プロブレムがあればプランを考えてみよう．

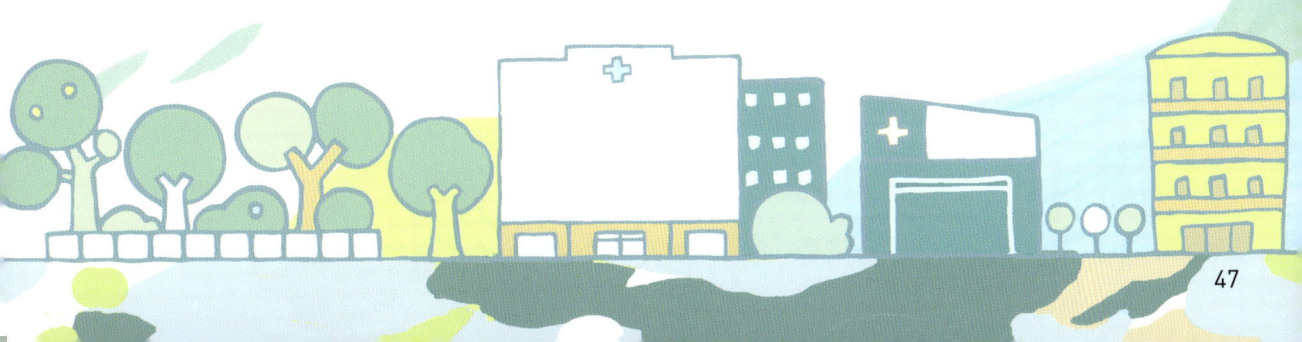

「小西さん．こんにちは！　血圧はいかがですか？」
「138/80mmHgですから，まあまあです．今日は少し教えてほしいことがあるのですが，よいでしょうか？」
「どうしたのですか？」
「私がのんでいるくすりには，何か肝臓を悪くするものは入っていないでしょうか？」
「どうしたのですか？」
「町の検診で肝臓がひっかかったのですよ」
「どんな検査をしたのですか？」
「尿検査と血液検査をしました」
「そのときの検査結果はわかりますか？」
「口頭で言われただけなので，わかりません」
「今日病院で診察受けたときに，先生にそれをお話ししました？」
「いいえ．話していません」
「どうしてですか？」
「先生が出してくれているくすりで，"肝臓を悪くしたらしい"とは，とても言えません」
「なるほど」
「肝臓が悪くなったのって，くすりのせいなのでしょうか？」
「それは，わかりませんが，くすりは腎臓から排泄されるか，肝臓で代謝されて消失するかの2つに1つ，あるいは両方ですから，腎臓や肝臓に負担を掛けることは避けられません」

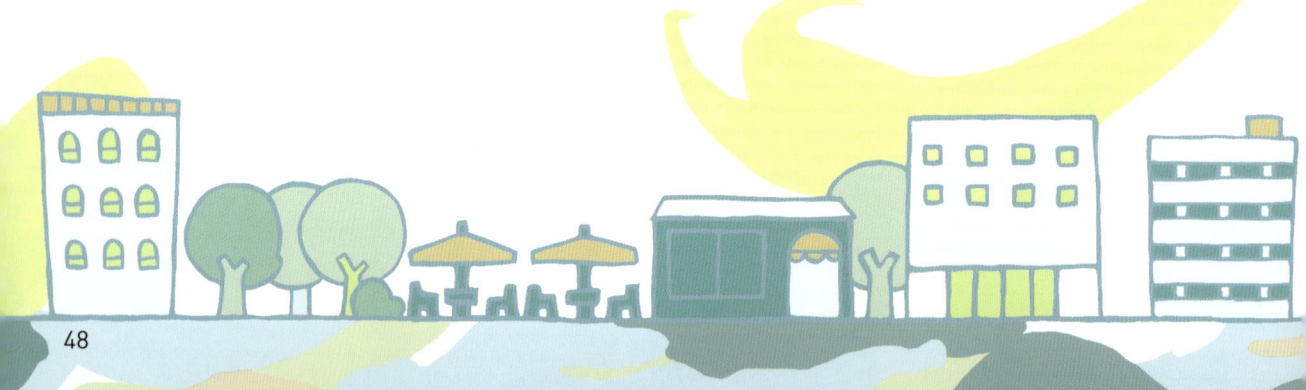

「そうなのですか」

「でも，たいてい腎臓や肝臓にあまり負担にならない用法や用量を設定していますから，そう心配する必要はないと思いますよ」

「そうですか…」

「ただ，肝臓にアレルギーがあるくすりであれば，急に肝臓が悪くなる場合があります．小西さんがのんでいるくすりでは，エースコール®，コニール®，パナルジン®がそうです」

「そのくすりのせいでしょうか？」

「それなら服用後6ヵ月以内に症状が出ますが，もう1年以上のんでいますから，急にアレルギー症状が出る心配はないので大丈夫．つまり，重い肝障害を起こすくすりはありませんね」

「わかりました…」

「病院で肝臓の検査をしっかりやってもらいましょうか？　先生には私から事情を話しておきますので」

「よろしくお願いします」

「先生，小西さんが，町の検診で肝機能が低下しているかもしれないと言われ，"くすりの副作用かもしれない"と心配しているのですが…」

「半年前の検査では異常がないが，念のため血液検査をしてみよう．クリニックにもう一度来てくれるように言ってください」

「はい，承知しました」

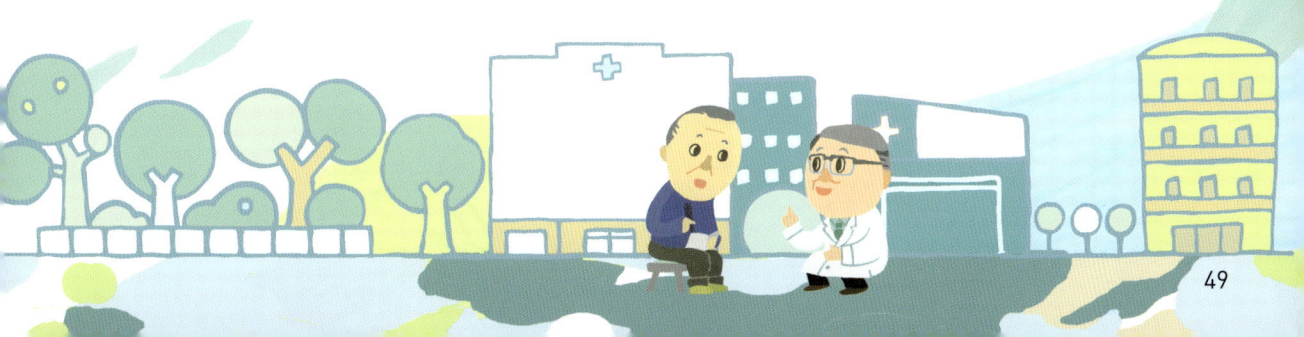

解説 EXPLANATION

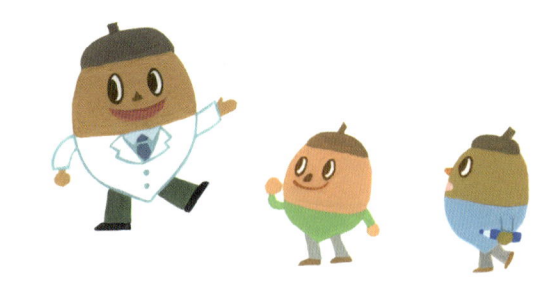

　患者さんからこのような問い合わせはよくある．当然，肝臓への影響について，処方されているくすり全部についての検討が必要である．それは大変な作業であるが，副作用機序別分類という方法論を使うと比較的簡単に答えが出せる．副作用機序別分類とは副作用を，①薬理作用によるもの，②薬物毒性，③薬物過敏症に分けて考える方法論である．表にその特徴を示した．

　このうち薬物過敏症は投与開始6ヵ月以内に発現するのが常である．今回の処方ではエースコール®，コニール®，パナルジン®が重大な薬物過敏症を起こすという記載が添付文書にある．そういう場合には，なるべく早く服薬を中止しないと，どんどん悪くなっていって，劇症肝炎になる場合もある．

　小西さんは自覚症状がない程度の肝機能低下であり，薬物過敏症にはあてはまらない．薬剤性の肝機能低下であれば薬物毒性としての代謝負荷であり，これはありうるが急に悪化することはないので経過観察ができる．これらから総合的に判断して，患者さんには「急に肝機能を悪化するようなものは処方されていません」という回答をした．

経過 PROGRESS

　小西さんは急遽クリニックに戻り検査のための血液採取を行った．2週間後，検査結果の報告をもって薬局を訪れた小西さんはにこにこしながら報告してくれた．検査結果ではALT，AST，LDH，ビリルビン値とも基準値以内だった．私が気にしていたA/G比も1.8で異常がなかった．お酒が好きな小西さんは"検診の日は暮れから正月にかけて，ずいぶんお酒を飲んでいた後だったからなあ"とのことだった．小西さんは現在も同じ処方で，元気に外来通院している．

● 表　副作用機序別分類

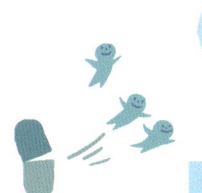

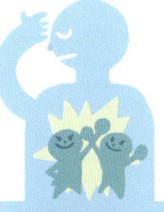

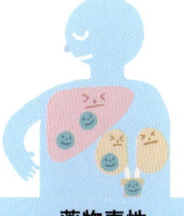

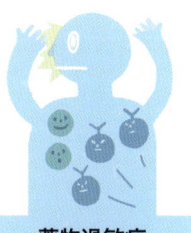

	薬理作用 ①過剰発現 ②副次的作用 ③作用欠如	薬物毒性 ①臓器毒性 ②催奇形性 ③発癌性	薬物過敏症 ①特異体質 ②アレルギー
特徴	・常用量でも発現する場合あり ・頻度が大きい ・中断症候群あり	・投与量, 投薬期間の大きさに依存する ・肝, 腎, 血液, 中枢神経系に負荷	・投与量, 投与期間に依存しない ・6ヵ月以内発現
チェック	・投与期間中は常にチェック ・副次的作用の発現に注意	・投与期間中は定期的に検査 ・催奇形は前臨床 ・発癌性は前臨床および発売後に疫学調査	・6ヵ月は初期症状の発現に気をつける
対策	・投与量減量 ・緩和な他剤へ変更 ・段階的に減量	・様子をみながら投与継続 ・他剤に変更 ・投与中止	・即時投与中止 ・同系他剤注意 ・ステロイド併用

ミニレクチャー　A/G比

　タンパク質であるAlbuminとGlobulinの比のことで，基準値は1.3〜2.0である．例えばグロブリンは変わらず，アルブミンが低下してくるとA/G比は下がってくる．これは慢性肝炎や肝硬変が進んでいくときに見られる．くすりはアルブミンと結合して全身に運ばれることも多く，A/G比の低下はくすりの効果にも関わってくるのではないかと思われる．

　つまり，タンパクと高度に結合するくすりは，A/G比が下がってくると遊離型薬物が増加し，くすりの効果や副作用がより大きくなるのではないかと考えられる．肝疾患者にはこういうくすりは少量からの投与が望ましいものと思われる．私はA/G比が1.3を切ったら，肝消失型のくすりの投与量には注意したほうがいいのではないかと考えている．

結論 CONCLUSION

副作用は機序別分類で対応すると都合がいい．今回の症例に関しては下記のようにまとめることができる．

①エースコール®,コニール®,パナルジン®は"重篤な肝障害"の記載が添付文書にあるが，これは薬物過敏症に属するアレルギー性副作用だから6ヵ月以内に発現する．小西さんはもう1年以上も服用しているから，発現しない．

②処方されたくすりすべてに，代謝負荷によるAST，ALT上昇が報告されており，これらは投与量，投与期間依存性である．したがって，くすりが投与されている限り注意が必要である．

③患者さんは，主治医に"薬の副作用じゃないか？"とは言いにくい．肝機能検査が必要なときには，患者さんの許可を得て処方医に相談することが大切である．

P#1 　肝臓に影響するくすりが処方されていないか？

S 町の健康診断で肝臓の検査を受けて欲しいと言われた．

O 現在5種類のくすり，エースコール®,コニール®,パナルジン®,バイアスピリン®,メインテート®を服用中．前3者は重大な副作用として肝機能障害，黄疸がある．

A 5種類とも代謝負荷があり，肝機能低下の要因になる可能性はある．しかし，前3者の重大な副作用である薬物過敏症は1年以上も連続して服用しているので，もう発現しないと判断．

P くすりはこのまま服用を継続して，定期的に肝機能検査をしていきましょう．

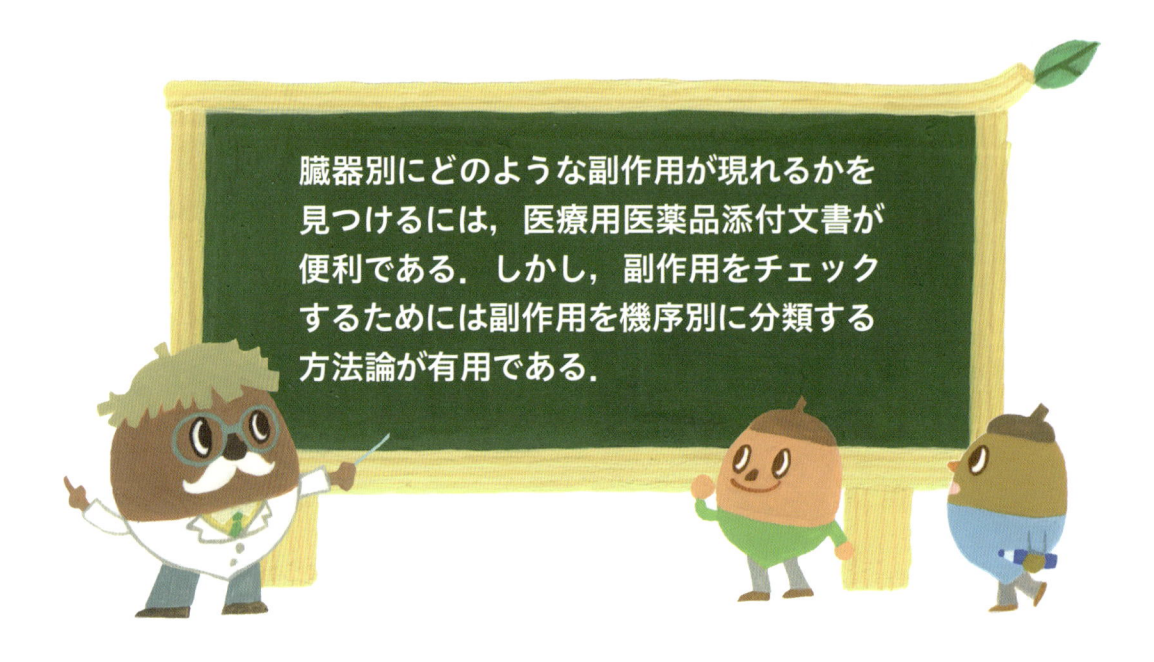

臓器別にどのような副作用が現れるかを見つけるには，医療用医薬品添付文書が便利である．しかし，副作用をチェックするためには副作用を機序別に分類する方法論が有用である．

菅野彊 編
CASE 9
薬物総クリアランスを応用したメキシチール®投与量の決定

key words
- メキシチール® ● HbA1c ● CL_{tot}

佐藤さん
54歳女性，50kg，糖尿病，心室性期外収縮

Rp.

アマリール®0.5mg錠	1回1錠
	1日1回　朝食後　14日分
メキシチール®カプセル100mg	1回1カプセル
	1日3回　朝昼夕食後　14日分

　糖尿病の管理は良好だが，心室性期外収縮を合併した．メキシチール®を投与したいとのこと．メキシレチン治療域0.5～2.0μg/mL．CL_{tot}0.36L/kg．投与間隔τ8時間．佐藤さんのメキシレチン目標平均血中濃度0.5μg/mLを達成する投与量はどのくらいか？　なお，肝機能，腎機能は正常で，HbA1cは6.6％である．

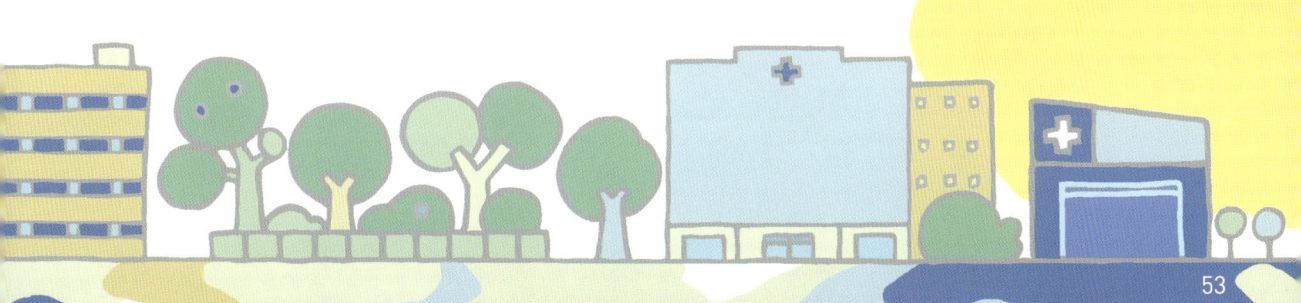

「佐藤さん，糖尿病の具合はいかがですか？」
「血糖値は十分コントロールしています．運動を始めたのがよかったみたいです」
「そういえば，先日ジムでお会いしましたね」
「はい！　身体を動かすって楽しいですよね」
「佐藤さん，HbA1cが6.8から6.2に下がっていますね．素晴らしいです」
「ありがとうございます」
「ところで，今日は新しいくすりが出ていますが，どうしたのですか？」
「最近，動悸がして苦しいときがあるので，受診したら不整脈だと言われました」
「そうなのですか．糖尿病のしびれや痛みではないのですね」
「はい」

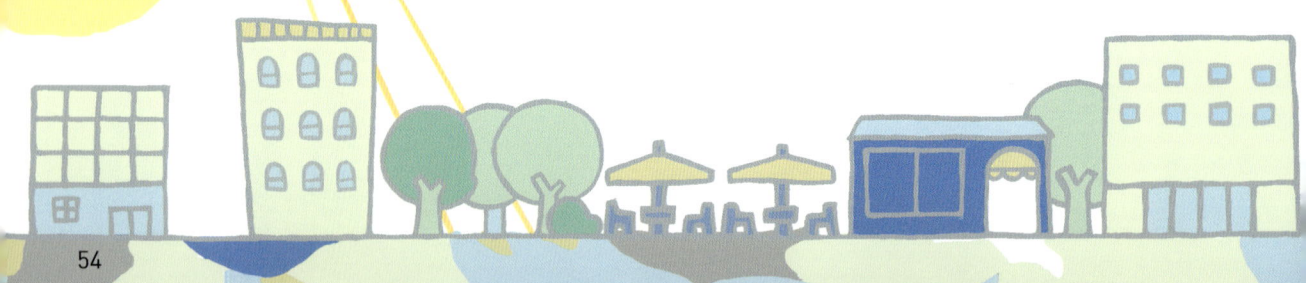

「さきほど先生から，メキシチール®の投与量について問い合わせがあったのですが，佐藤さんだったのですね．不整脈でくすりをのむのは初めてですか？」
「はい，初めてです」
「このくすりは有効な血中濃度の範囲が決まっていて，そこを目指して投与量を決めることができますので，安心してのんでいただけるくすりですよ」
「そうですか．胸のドキドキがなくなると，助かります」
「1回1カプセルで1日3回出ています．少し大きめなカプセルですので，注意して飲んでくださいね」
「はい，わかりました」
「もし，前とは違う不整脈が出たり，効果がなかったりした場合にはお話ししてください」
「わかりました」

解 説
EXPLANATION

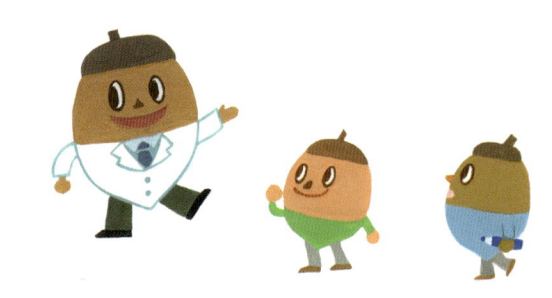

　抗不整脈薬の選択と投与量の決定には試行錯誤をくり返すらしい．メキシチール®は尿中未変化体排泄率fuが5〜6％の肝消失型薬物であるから，なおさら科学的な投与量の決定には決め手がない．メキシチール®には50mgと100mgカプセルがあり，かなり幅広い投与量を設定できるが，添付文書には300〜450mgの範囲で用いるとの記載のみで，投与量を決めるパラメータはない．

　そこでインタビューフォームをみることになる．そこには不整脈患者クリアランス0.36L/hr/kgとある．今回は投与間隔間の投与量を決定し，目標の血中濃度を目指そう．

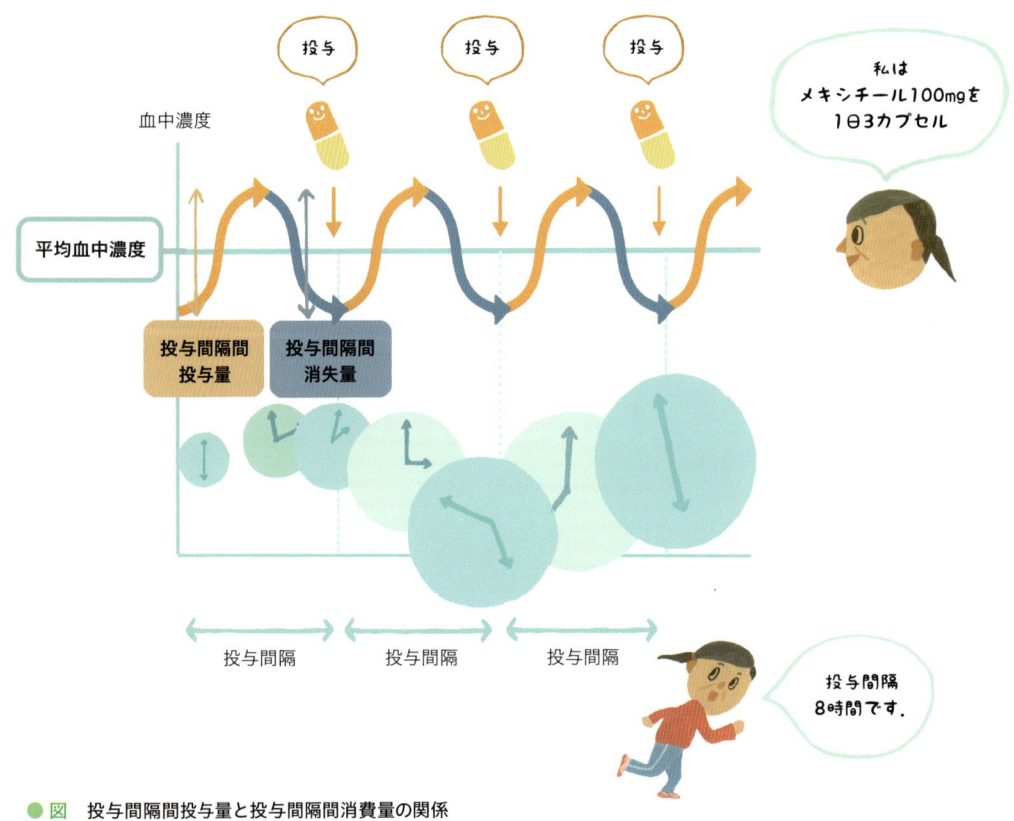

●図　投与間隔間投与量と投与間隔間消費量の関係

CL_{tot}がわかって，目標とする定常状態平均血中濃度（C_{ssave}）がわかり，投与間隔をτ時間とすると投与間隔間消失量は下記の式で求められる．

$$投与間隔間消失量 = CL_{tot} \times C_{ssave} \times \tau$$

CL_{tot}：薬物総クリアランス
C_{ssave}：定常状態平均血中濃度
τ：投与間隔時間

治療期間中，同じ平均血中濃度を保ちたいのであれば，投与間隔間消失量を投与間隔間投与量にすればよいのである．佐藤さんの投与間隔間メキシチール®投与量を求めてみよう．有効血中濃度は0.5〜2.0μg/mLである．抗不整脈薬の初めての投与なので，とりあえず下限の0.5μg/mLを目指そう．CL_{tot} 0.36 L/hr/kgだから

$$投与間隔間投与量 = CL_{tot} \times C_{ssave} \times \tau$$
$$= 0.36\,L/hr/kg \times 50\,kg \times 0.5\,mg/L \times 8\,hr = 72\,mg$$

この値72 mgはメキシレチンとしての必要量だから

$$投与量 = \frac{必要量}{バイオアベラビリティF \times 塩係数S^*}$$

$$= \frac{72\,mg/8\,hr}{0.83 \times 0.84} = 103\,mg/8\,hr$$

＊塩係数S：有効な部分の分子量 / 全体の分子量

で，1回100 mg 1日3回の投与でメキシレチン0.5μg/mLの定常状態平均血中濃度を得ることができる．

経過 PROGRESS

佐藤さんの心室性期外収縮の治療がメキシチール® 300 mg/日で始まった．最初はときおり期外収縮がみられたが，やがて不整脈はみられなくなったとのことである．副作用もみられず順調に推移したことから，メキシレチン血中濃度は測定されていない．現在も良好に治療は続けられている．HbA1cも低下しており，6.0まで下がった．最近は食事療法も運動療法も半ば習慣化していてまったく苦にならないようである．治療がうまくいっている患者さんに接するのは楽しい．

結論 CONCLUSION

CL_{tot} に C_{ssave} を掛けると投与間隔間薬物消失量になるから，同じ C_{ssave} を保ちたいのなら，これをそのまま投与間隔間投与量にすればよい．この方法を使うためには CL_{tot} 値が必要である．

P#1 最低有効血中濃度5μg/mLを達成するメキシレチン投与量は？

S ときどき動悸がするのです．

O メキシレチン治療域0.5〜2.0μg/mL．医師から治療域下限の0.5μg/mLを達成する投与量の問い合わせあり．

A 抗不整脈薬，最初の投与なので治療域下限の目標設定は妥当だと思われる．

P メキシレチンとして72mg/8hrなので，メキシレチン塩酸塩として100mg/8hrを推奨．

ミニレクチャー 塩係数S

塩係数とは，有効な部分の分子量/全体の分子量である．例えばアミノフィリンはテオフィリンのエチレンジアミンだからテオフィリン（分子量360）/アミノフィリン（分子量438）＝0.8になる．くすりは吸収しやすくしたり，溶けやすくしたりするために薬効に関係ない側鎖をつけ，塩やエステルにする．その側鎖を除いた部分が薬効を表すから，全体からみたその割合を塩係数という．

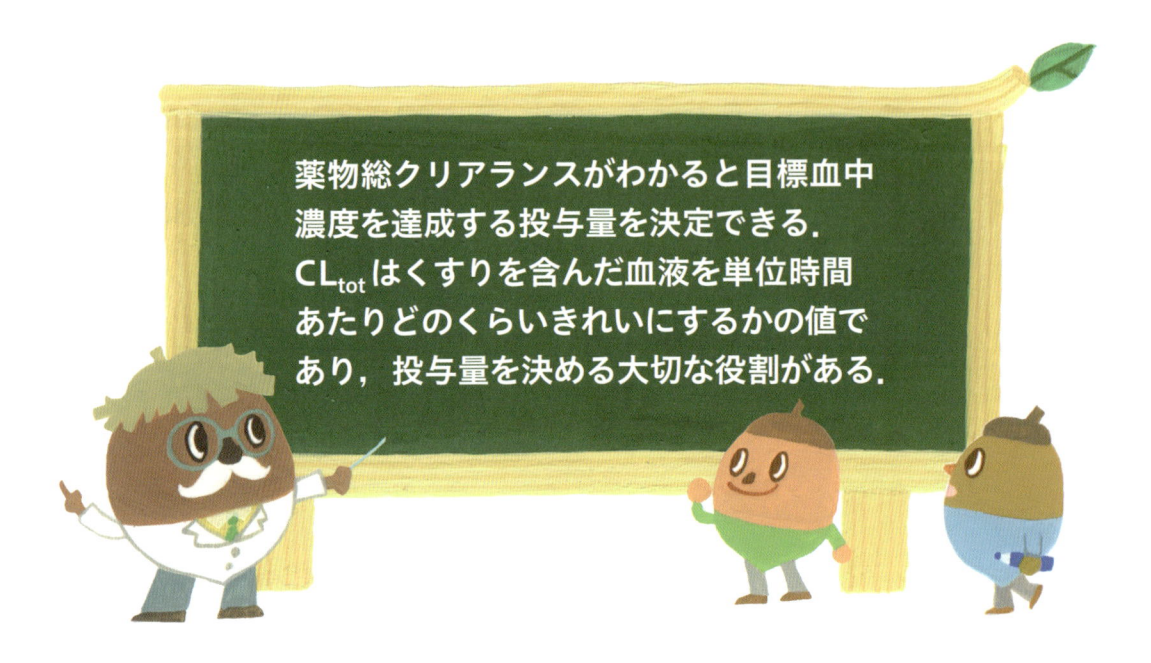

薬物総クリアランスがわかると目標血中濃度を達成する投与量を決定できる．CL_{tot} はくすりを含んだ血液を単位時間あたりどのくらいきれいにするかの値であり，投与量を決める大切な役割がある．

菅野彊 編
CASE 10
尿中未変化体排泄率の決め方と血糖降下薬2剤の投与量の決定

key words
- fu ● グラクティブ®

工藤さん
80歳男性，59kg，糖尿病，排尿障害

Rp.

1. アマリール®錠3mg　　1回1錠
   グラクティブ®錠50mg　1回1錠
   　　　　　　　　　　1日1回　朝食後　14日分
2. フリバス®錠50mg　1回1錠　1日1回　夕食後　14日分

　アマリール®錠3mgで治療中，グラクティブ®錠が加わった．どんな注意が必要か？　グラクティブ®は尿中未変化体排泄率fu0.8の腎排泄型薬物である．腎機能，肝機能の検査値は記載がない．HbA1cは7.8％．

「工藤さんは腎臓が悪いと言われたことはありませんか？」
「はい，そういうことはありませんが，どうしてですか？」
「今回加わった血糖降下薬は腎臓から排泄されるくすりなので，もし，腎機能が低下していると，身体の中に溜まりすぎて，低血糖を起こす可能性があるのです」
「そうですか…，最近おしっこの出が悪く，足が少し浮腫むので腎臓が弱っているのかなあと思っていました」
「そうですか，腎臓の検査をしてもらいましょうね」
「はい，先生に頼んでみます」
「今回の血糖コントロールはあまりよくなかったのですね」
「そうなのです」
「ご飯食べないで来たときの血糖値はどのくらいあるのですか？」
「180 mg/dL ありました」
「それはよくないですね」
「HbA1cはどのくらいですか？」
「7.8 だそうです」
「なるほど」
「何か，思い当たることがあるのですか？」

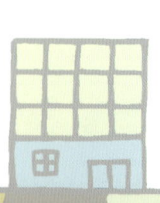

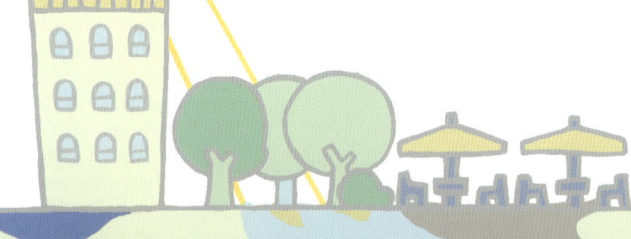

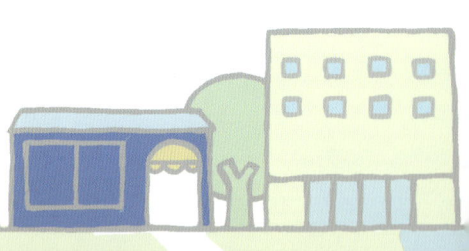

「はい．先々月実家で不幸があって，いろいろお手伝いをしていて，お客さんも多くて，食事も不規則だったり，お酒も付き合いで飲んだりしていました」

「そうですか…，大変でしたね．忙しい時期は過ぎたのですか？」

「はい，やっと落ち着きました」

「それでは再スタートですね．まず，HbA1c7.0を切ることを目標にしましょうね」

「はい．わかりました」

「今日はグラクティブ®という素晴らしいおくすりが加わりましたので，血糖値は比較的早くに戻りますよ」

「そうですか」

「戻ったときの低血糖が心配なのですが，工藤さんは低血糖を起こしたことがありましたか？」

「はい，二度経験があります」

「そのとき，最初はどんな症状でしたか？」

「すごくお腹が空いた感じがしました」

「そうですか！　そんなときはすぐ何かを食べてくださいね」

「わかりました」

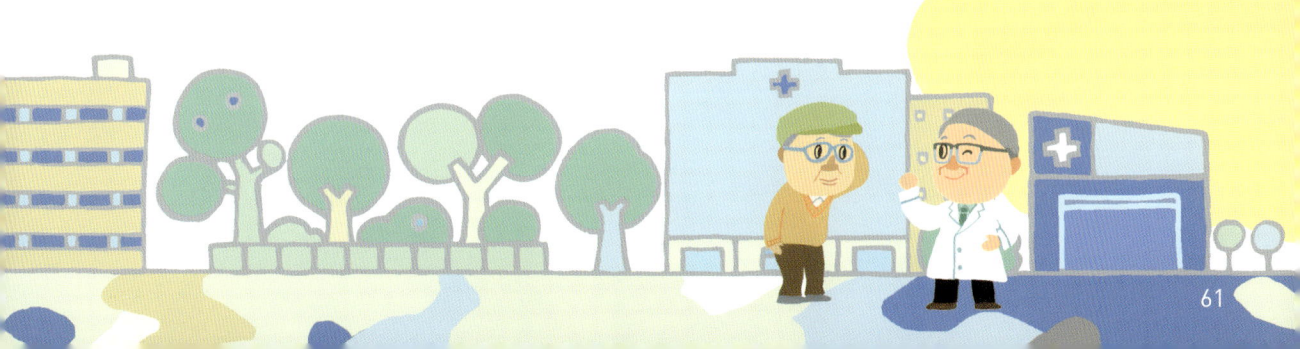

解説 EXPLANATION

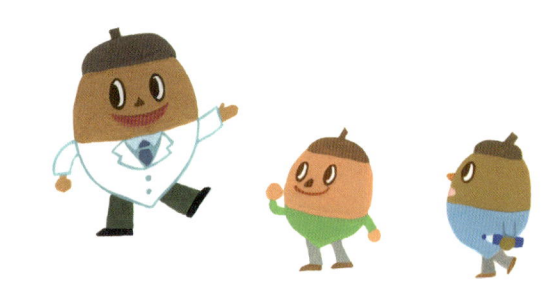

　工藤さんはアマリール®錠3 mgで治療されていたが，血糖コントロールがよくないのでグラクティブ®錠50 mg 1錠が加わった．新しく加わったくすりが，腎排泄型か？　肝消失型か？　ということは重要である．工藤さんは80歳と高齢であり，腎機能の自然低下は避けられないものと思われるので，腎排泄型のくすりは要注意である．

　腎排泄型薬物か？　肝消失型薬物か？　を判断するのは尿中未変化体排泄率 fuである．fuは下記で求められる．

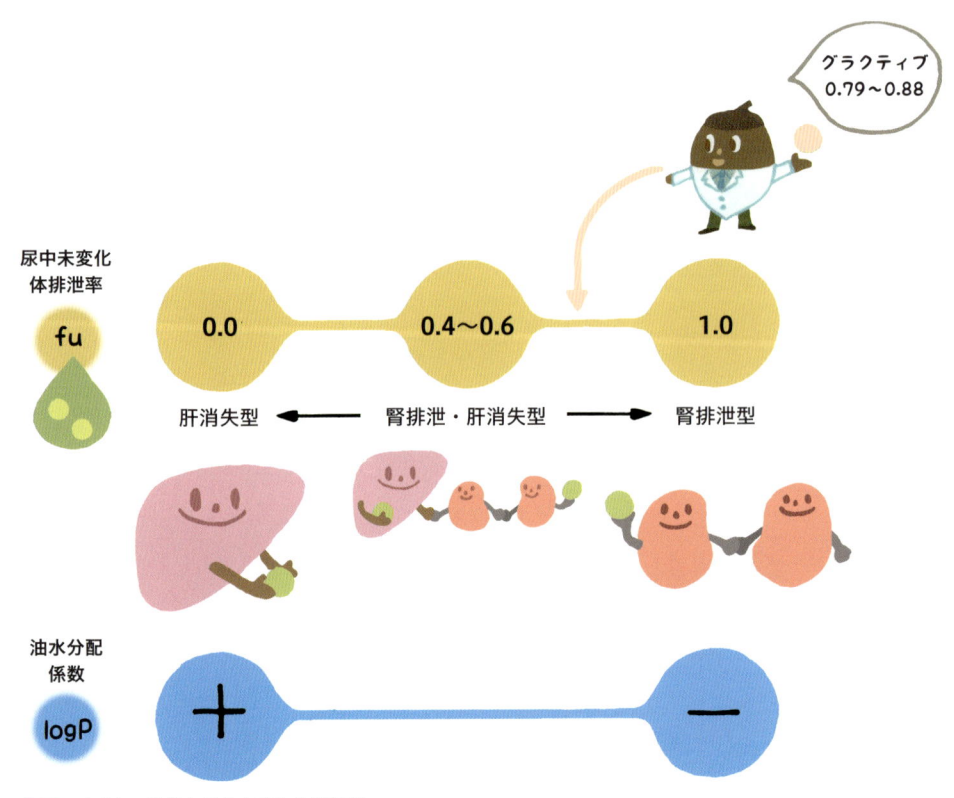

$$fu = \frac{尿中未変化体排泄量}{投与量 \times 生物学的利用率}$$

●図　くすりの性格と尿中未変化体排泄率

注意しなければならないのは，添付文書のfuは，尿中未変化体排泄量/投与量であることである．したがって分母の投与量に，生物学的利用率をかけて，体循環に入ったくすりの量を求めることが必要である．

　fu 1.0に近い場合を腎排泄型薬物，fu 0.0に近い場合を肝消失型薬物とする．そしてfuが0.4～0.6を腎排泄・肝消失型薬物とする場合が多い．新たに加わったグラクティブ®は腎排泄型か？　それとも肝消失型だろうか？　グラクティブ®のfuはインタビューフォームによると0.79～0.88であり，腎排泄型であることがわかる．これを同じDPP-4阻害薬のエクア®のfu 0.227と比較するとよくわかる．エクア®は油水分配係数Pも1.255と脂溶性を示し，肝消失型である．

　今回の服薬指導で突然，工藤さんの腎機能チェックから入っているのはこのためである．そして，低血糖の発現を予測して低血糖症状のおさらいをした．

経過 PROGRESS

　工藤さんはすっかり以前のペースを取り戻し，食事に気をつけ運動を心掛けた．血糖値はどんどん基準値に近づき，HbA1cも改善していった．低血糖も起こしていないが，DPP-4阻害薬が奏効してくると，SU薬の切れが戻ってくることから，最近はSU薬を減量することとされている．やがて，アマリール®は2mg/dayへと減量になった．

ミニレクチャー　油水分配係数P

　エクア®が腎排泄型か肝消失型かを判断するのに，油水分配係数Pを用いた．油水分配係数は水に1溶けるとき，油にいくら溶けるかという値で，通常logPとして表される．logPがマイナスの場合は水溶性で，logPがプラスであれば脂溶性である．したがってエクア®は肝消失型である．表にHMG-CoA還元酵素阻害薬の油水分配係数を示した．水溶性薬物は腎排泄型薬物で，脂溶性薬物は肝消失型薬物であることが多い．

● 表　HMG-CoA還元酵素阻害薬の油水分配係数

薬剤	油水分配係数（P）	logP
メバロチン®	0.34	−0.47
リピトール®	1.21	0.08
ローコール®	55.00	1.74
リポバス®	11000.00	4.04

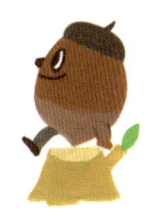

結論 CONCLUSION

そのくすりが腎排泄型か肝消失型か？　ということは，投与量を判断するのに決定的に重要である．

P#1　高齢者に腎排泄型薬物グラクティブ®錠の投与

S 腎臓が悪いと言われたことはなかったが，最近浮腫む．

O グラクティブ®は，fuが約0.8の腎排泄型薬物である．

A ①26歳以降Ccrは年1％の低下．80歳のAさんのCcrは約55％低下で，45 mL/minくらいと推測される．
②DPP-4阻害薬併用時にはSU薬の減量が必要．

P ①低血糖に注意する必要あり．症状が現れたらすぐに糖分をとるように指示．
②アマリール®，グラクティブ®の減量，グラクティブ®からエクア®，トラゼンタ®への変更の提案を準備する．

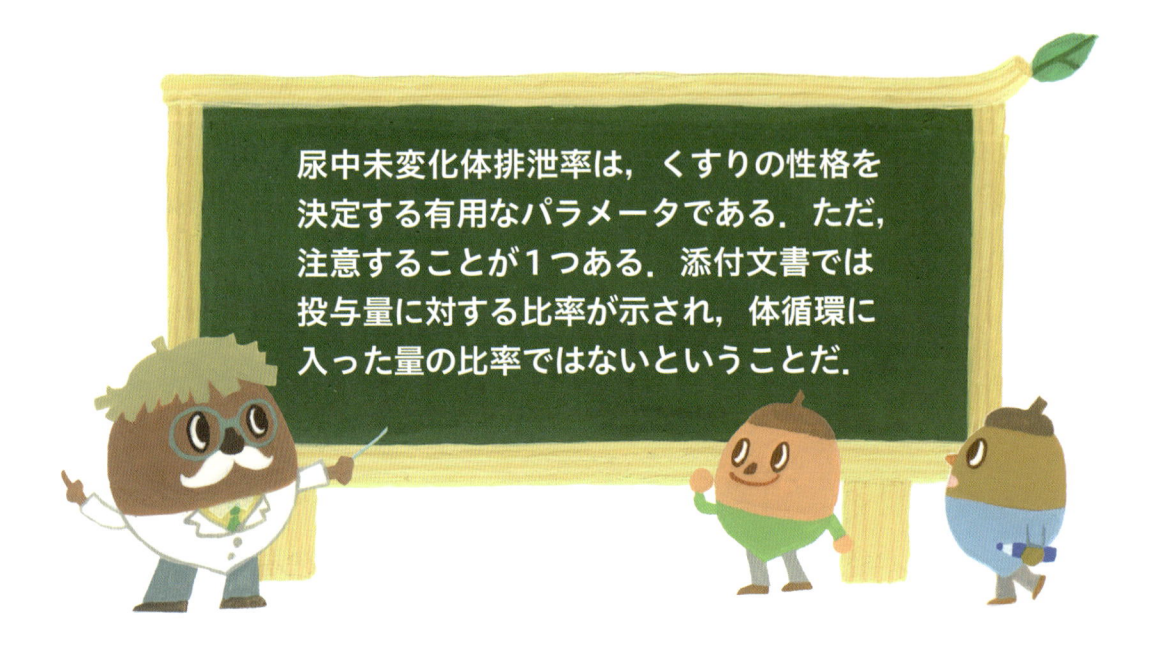

尿中未変化体排泄率は，くすりの性格を決定する有用なパラメータである．ただ，注意することが1つある．添付文書では投与量に対する比率が示され，体循環に入った量の比率ではないということだ．

菅野彊 編
CASE 11

DPP-4阻害薬エクア®錠は授乳をしながらの服用は可能か？

key words
- RID ● 油水分配係数 ● エクア®

荒木さん
32歳女性，50kg，授乳婦

Rp.

1. エクア®錠50mg　1回1錠　1日2回　朝夕食後　14日分

　荒木さんは生後2ヵ月の乳児を抱えた授乳婦で，軽い糖尿病があるが，合併症は何もなく，通常はすこぶる健康に過ごしている．今回エクア®が投与された．服薬しながらの授乳は可能だろうか？　なお，赤ちゃんの体重は5kgで，お母さんは腎機能，肝機能とも異常はない．食後2時間の血糖値は240mg/dL．

「先生，授乳中ですが，またくすりが処方されました」

「え！　今度はエクア®ですか」

「はい．糖尿病は食事と運動療法で克服していたのですが，最近血糖値が高く，ついにくすりが出てしまいました」

「荒木さん，1ヵ月くらい前にサワシリン®をのみましたよね」

「はい，のどが腫れて熱が出てきたときにのみました．サワシリン®は乳汁中と血漿中の比率のM/P比が小さい（0.014〜0.043）ので，"のんでも大丈夫"と教えていただきました．お陰様ですぐ治りました」

「そうでしたね．母乳をのんだ乳児に移行するくすりの量と影響がわかる指標『RID』をみて判断しましたね」

「はい，先生が計算してくれました」

「サワシリン®のRIDは0.17％ですから，授乳を回避する10％には遥かに届かないので安心でしたね」

「はい，ありがとうございました」

「いいえ！　どういたしまして」

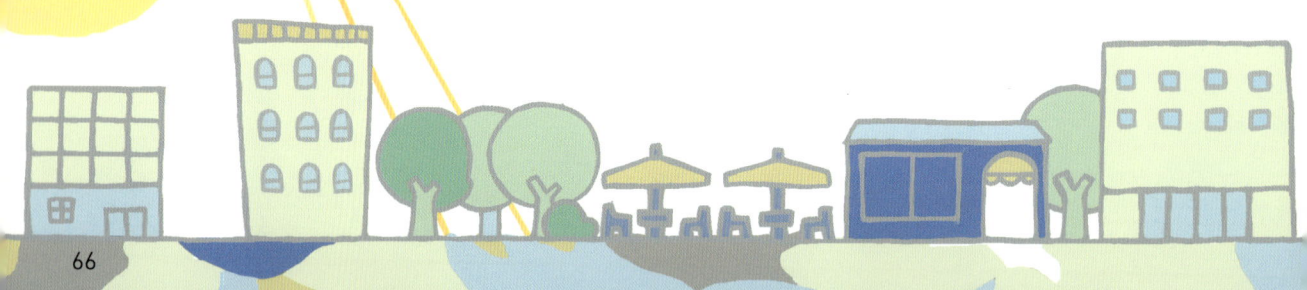

「ところで，今回は血糖値が高くなったのだそうで，エクア®という血糖値を下げるくすりが出たのですが，今回も授乳しながらのんでも大丈夫でしょうか？」

「エクア®ですか．エクア®は血糖値を比較的早く下げますので，効果発現が早い，よいくすりですね」

「そうですか」

「荒木さん，少しお待ちいただけますか？　エクア®をのみながら，授乳できるかどうかを調べてみますね」

「はい，宜しくお願いします」

「エクア®の添付文書には有用な情報はなくて，インタビューフォームにヒトのM/P比のデータはありませんねえ」

「そうなのですか」

「ただ，"授乳ラットの総放射能の乳汁・血漿曝露比は約4である"と記載されています．この値を仮にヒトのM/P比として，荒木さんの授乳の可否を検討してみましょう」

「よろしくお願いします」

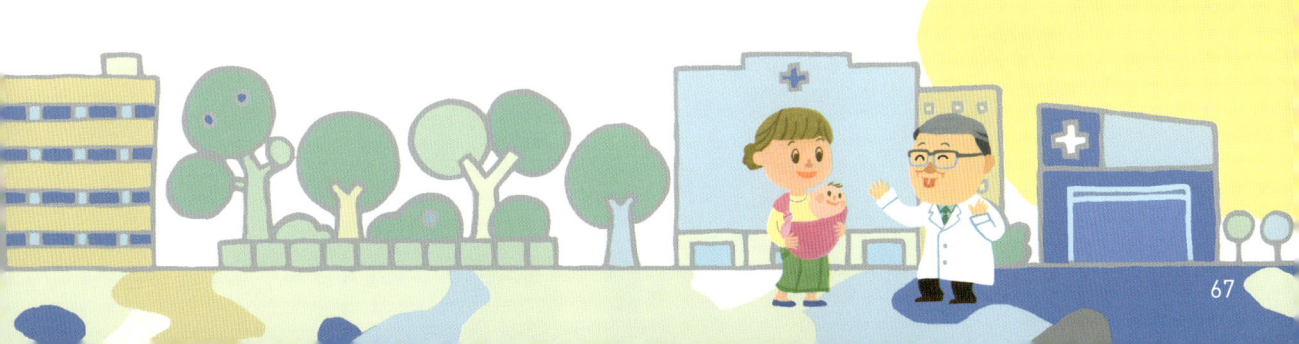

解説
EXPLANATION

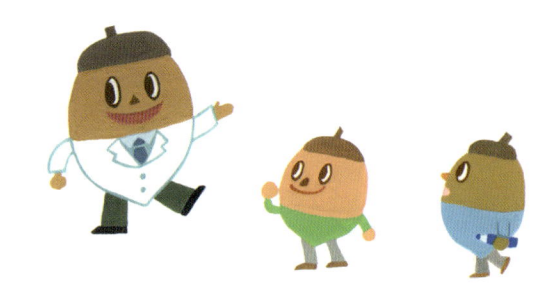

　母親の体重あたりの1日薬物摂取量(以下,母親薬物摂取量とする)に対する乳児の体重あたりの1日薬物摂取量(以下,乳児薬物摂取量とする)の割合をRID (Relative Infant Dose,相対的乳児投与量あるいは率)といい,10％以下であれば,一般的に授乳可能であるとされている.

$$RID = \frac{乳児薬物摂取量(mg/kg/day)}{母親薬物摂取量(mg/kg/day)} \times 100(\%)$$

乳児薬物摂取量/day＝母体　最高血漿中濃度×M/P比×哺乳量/day

ポイントはM/P比であるが,実はデータはない場合の方が多い.

$$M/P比 = \frac{薬物の母乳中濃度}{母体の薬物血漿中濃度}$$

授乳の可否を決定するエクア®に関する情報を収集した.
　①母体最高血漿中濃度：100 mg/day　7日間反復経口投与時
　　　0.415 mg/L
　②M/P比：4

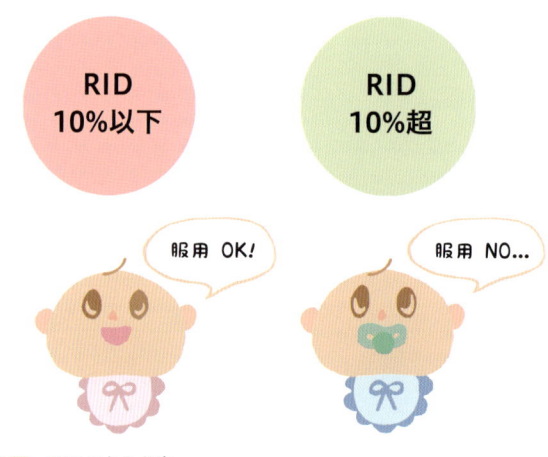

● 図　RIDのとらえ方

③乳児哺乳量：150 mL/kg/day × 5 kg = 0.75 L/day
④乳児薬物摂取量：0.415 mg/L × 4 × 0.75 L/5 kg/day
　　　　　　　　　= 0.249 mg/kg/day
⑤母親薬物摂取量：100 mg/50 kg/day = 2 mg/kg/day

以上の結果からエクア®のRIDは下記の通りである．

$$RID = \frac{0.249\,mg/kg/day}{2\,mg/kg/day} \times 100 = 12.45\,\%$$

RIDは10％を超えてしまうので，授乳は奨められないという結論に達した．エクア®は油水分配係数1.255で，脂溶性を示し，分子量も303.40と比較的小さく，生物学的利用率も高いことから，乳汁中によく移行するものと思われる．

経過 PROGRESS

M/P比にラットの値を使うことには抵抗があるだろう．しかし，M/P比のデータを得ることは大変困難なので，データがないことが多い．代わりに動物データを使って試算することはやむを得ないと思うし，有用だと思う．千葉にある製薬会社さんの素晴らしい薬物動態研究棟を訪問させていただいたことがある．この問題に関して研究者たちは一様に悩んでいた．動物データでも授乳可否の判断に有用なことを伝えた．

今回は疑義照会の結果，エクア®の投与は見送られた．もう少し食事療法と運動療法を続けてみようということになった．荒木さん，頑張りましょうね．

ミニレクチャー　母乳に移行しにくいくすり

母乳に移行しにくいくすりの性格を表に示した．これらの条件に適するくすりを探し，なるべく授乳をしながらも治療を継続して行きたいと思う．

①脂溶性が低い　　　　　　⑤生物学的利用率が低い
②分子量が大きい　　　　　⑥薬物血中濃度半減期が短い
③M/P比が小さい　　　　　⑦分布容積が小さい
④血清タンパク結合率が高い　⑧弱酸性薬剤（母乳pHは6.6〜7.0）

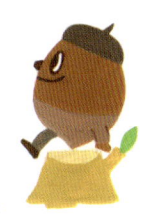

結論 CONCLUSION

　日本の添付文書には「授乳中の婦人には投与することを避け，やむを得ず投与する場合には授乳を中止させること」とある場合が多い．しかし，それらのくすりの中には授乳が可能なくすりも多く（『都薬雑誌』2010年4月　多摩薬局　宮崎亜紀），その情報が正しいとは限らない．授乳という行為は乳児の栄養を与えるばかりではなく，親子のスキンシップを通して両者の精神的支柱になるともいわれ重要である．薬剤師の役割は，もし安全であればできる限り授乳を可能にすることである．そのために RID を活用することが大切である．

P#1　エクア®錠を服用しながらの授乳は可能か？

S 生後2ヵ月です．血糖値が上がっていると言われました．食後2時間の血糖値は240 mg/dL

O エクア®錠50 mg　2錠　分2

A エクア®の RID はラットの M/P 比を使って求めたが，12.45％となり，10％を超えることから，授乳はできないとするしかない．

P くすりはのめないので引き続き食事，運動療法で血糖コントロールを試みる．

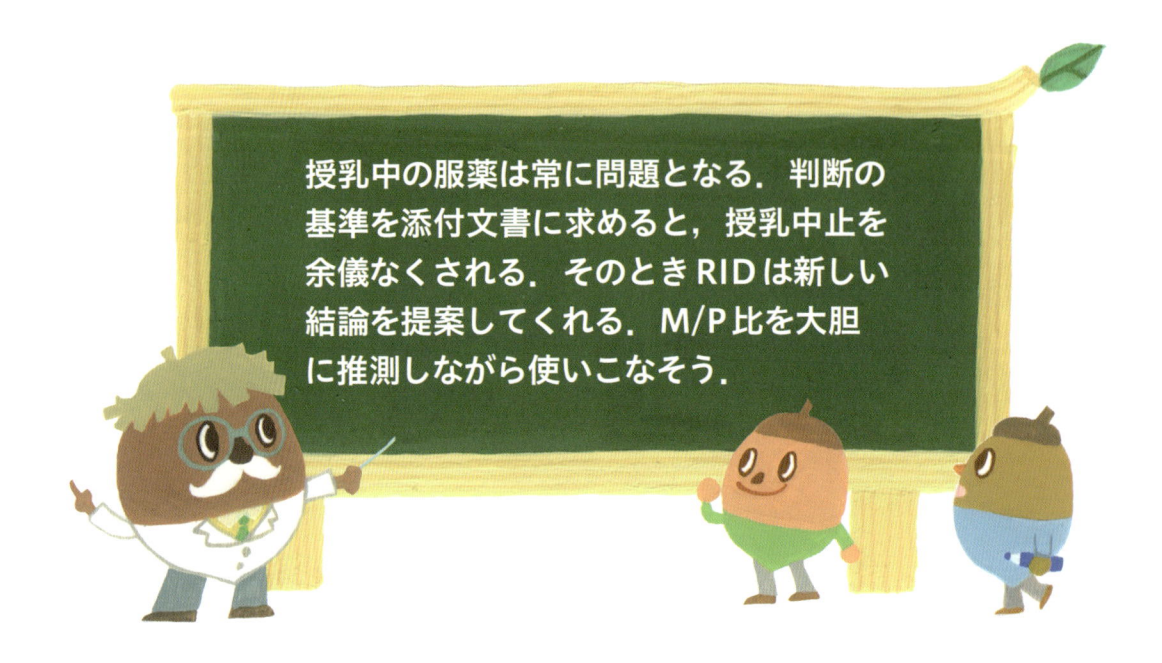

授乳中の服薬は常に問題となる．判断の基準を添付文書に求めると，授乳中止を余儀なくされる．そのとき RID は新しい結論を提案してくれる．M/P 比を大胆に推測しながら使いこなそう．

井上映子 編

CASE 12

腎機能低下者における高カリウム血症の見方と処方提案

key words
- 血清カリウム値
- アルダクトン®A
- 血液ガス
- 電解質

出口さん

89歳女性　身長150cm，体重44kg，糖尿病で認知症も患っており，外来通院中．最近，足の浮腫を指摘され，アルダクトン®Aが追加となった．

Rp. 持参薬：X-14日前に処方

1. スターシス®錠30mg　　　1回1錠　1日3回　朝昼夕食直前
2. アリセプト®D錠5mg　　　1回1錠　1日1回　朝食後
3. メマリー®錠20mg　　　　1回1錠　1日1回　夕食後
4. ブロプレス®錠4mg　　　　1回1錠　1日1回　朝食後
5. アルダクトン®A錠25mg　1回1錠　1日1回　朝食後
　　　　　　　　　　　　　　　　　　　　　1〜5を28日分

検査値

血糖値137mg/dL（食後4時間），HbA1c 5.6%
BUN 48.2mg/dL, Scr 1.5mg/dL, Na 141mEq/L, Cl 107mEq/L, K 7.4mEq/L,
血液ガス分析：pH 7.35, pCO_2 27mmHg, HCO_3^- 14mmol/L, BE −10mmol/L

　外来診察を受け，採血後にリハビリをし，検査結果を待っていたところ，急にぐったりして「しんどい」と訴えていた．現在の処方と検査値からプロブレムをみつけ，それに対するプランを示そう．

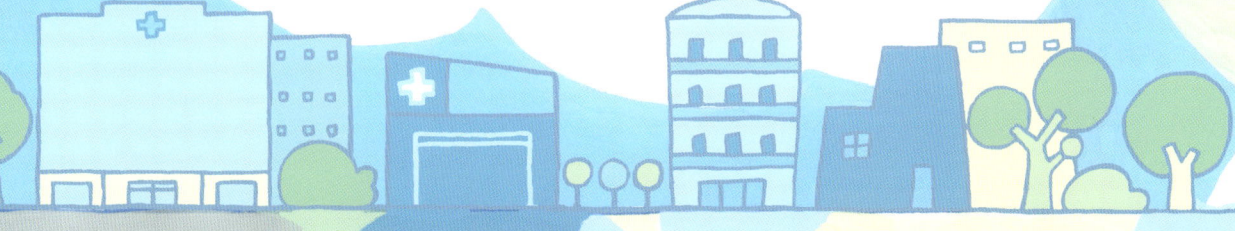

「外来で出口さんが急にぐったりして，息が荒く，しんどそうにしていました」

「現場では治療が始められるから，薬剤部は処方薬を調べましょう．高カリウム血症が原因かもしれません」

「高カリウム血症の原因としては，代謝性アシドーシス，カリウムの大量摂取，腎臓からのカリウム排泄障害の3つがあげられます」

「ご家族によると食事ムラがあり，食事からのカリウム摂取は多くないようです．それから，アルドステロン欠乏状態などが腎性のカリウム排泄障害の原因となりますが，アルダクトン®A，ブロプレス®はアルドステロンの分泌を抑制するため，この2剤によってカリウム排泄障害を惹起していると考えられますね」

「アルダクトン®Aが処方されていますが，もともと服用されていた薬ではないようですが…」

「下肢に浮腫があるので，2週間くらい前から処方されていますね」

「この患者さんの腎機能ではアルダクトン®Aは慎重投与だから，注意する必要がありました．ドクターに伝えましょう」

「先生，出口さんの処方を確認してみたのですが，高カリウム血症になりやすいブロプレス®が処方されていたうえ，アルダクトン®Aも追加となり，さらに高カリウム血症を起こしやすい状態になっていたようです」

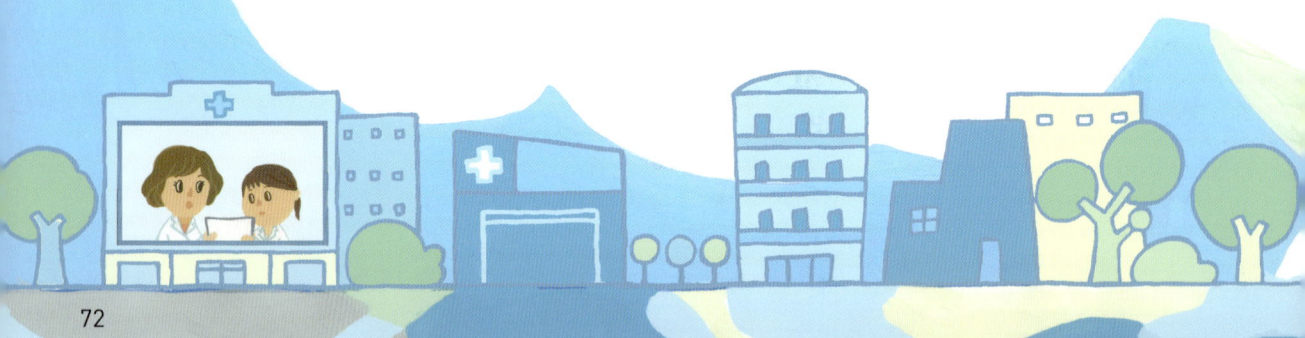

「それで，カリウムが高いんだ．それに，代謝性アシドーシスをおこしているんだね」
「もともと慢性腎不全がありますね．今の腎機能を評価してみると…，

$$Ccr = \frac{(140 - 89) \times 44}{72 \times 1.5} \times 0.85 \quad で$$

17.7 mL/min ですから，腎機能低下は重度ということですね」
「原因薬を中止したら，カリウムは下がるだろうね．腎機能障害の治療を考えないと，またカリウムが上がってしまうね」
「血液ガス分析結果はどうなのですか？」
「血液ガス分析は pH 7.35，pCO$_2$ 27，HCO$_3^-$ 14，BE －10 ですね．pH は酸性に傾いているね．腎機能障害で HCO$_3^-$ が再吸収されずに，アシドーシスの補正に使われている状態だよ」
「回復後の内服薬の処方は，腎機能に合わせて変更する必要がありますね」

解説 EXPLANATION

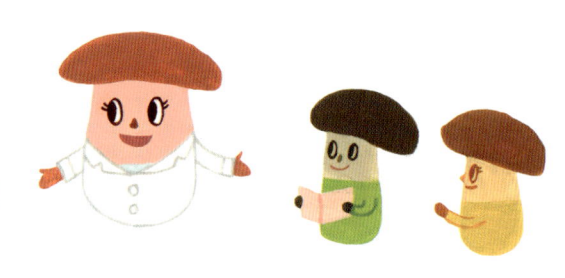

　高カリウム血症は，①代謝性アシドーシス，②カリウムの大量摂取，③腎臓からのカリウム排泄障害などが原因となり発現する．代謝性アシドーシスは，電解質や血液ガス分析の結果から確認することができる．出口さんの電解質は，Na 141 mEq/L，Cl 107 mEq/L，Alb 4.0 g/dL，血液ガス分析結果は，pH 7.35，HCO_3^- 14 mmol/L，pCO_2 27 mmHg である．これらの検査データを1つずつみてみよう．

　pH (7.40±0.05) = 7.35　→　アシデミア
　HCO_3^- (24±2) = 14 mmol/L　→　低下している．代謝性アシドーシスを示す
　pCO_2 (CO_2分圧) (40±5) = 27 mmHg
　　→　低下している　→　過呼吸，アシドーシスを呼吸で代償している状態
　BE (ベースエクセス/塩基過剰) = −10 mmol/L
　　→　血液1Lを中和するのに必要な酸またはアルカリの量（基準値±2）．
　　　マイナスだと代謝性アシドーシスを示す．
　AG (12±2) = [Na^+] − ([Cl^-] + [HCO_3^-])
　　　　　　 = 141 − 14 − 107 = 20　→　高アニオンギャップ
　　　　　　　　　　　　　　　　※（　）カッコ内の数字は基準値

　以上より，出口さんは高アニオンギャップ性アシドーシスとわかる．高アニオンギャップ性アシドーシスの原因として，乳酸アシドーシス，ケトアシドーシス，末

● 表　血液ガスの計算式

pH	$6.1 + \log([HCO_3^-]/0.03pCO_2)$ →Henderson-Hasselbalchの式
予測pCO_2	$1.5 \times [HCO_3^-] + (8±2)$
AG	$[Na^+] − ([Cl^-] + [HCO_3^-])$
補正BE	$0.03pCO_2 \times 10^{(pH−6.1)} − 24.8 + 16.2(pH − 7.4)$

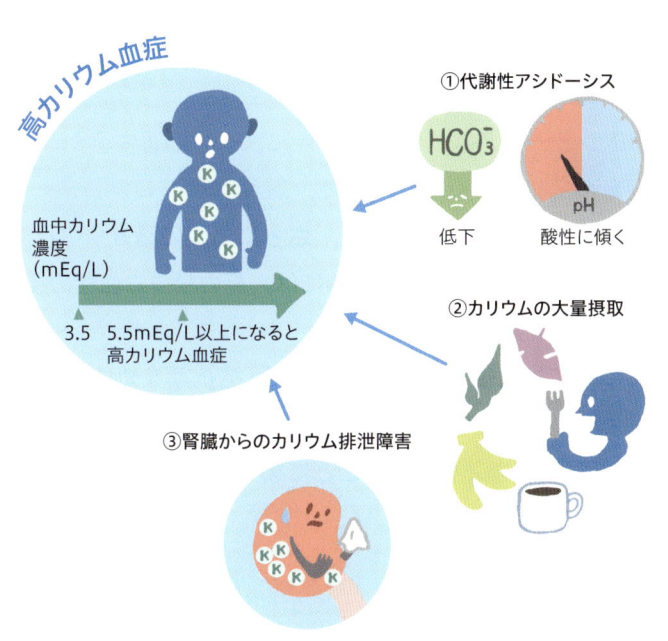

● 図 高カリウム血症の原因

期腎不全（遠位尿細管でのH⁺分泌障害），敗血症がある．出口さんの腎機能はCcr17.7mL/minであり，重度低下である．このため，H⁺が高値となりHCO₃⁻を消費している状態である．

　高カリウム血症では，アルダクトン®Aは禁忌，ブロプレス®は慎重投与であるので中止，変更を行う．薬剤排泄型を確認し，処方は適切かを考える．アリセプト®およびメマリー®は腎排泄型であり，メマリー®のみ用量を調整する必要がある．スターシス®は肝・腎排泄型薬物であるが，腎機能障害のある患者では低血糖が起こりやすいので慎重投与である．さらに，出口さんは食事摂取量にムラがあるので，低血糖のリスクが高くなる．腎機能障害時の用量設定ができるDPP-4阻害薬を提案する．

経過 PROGRESS

　入院時より，ソルデム®1輸液とアーガメイト®20％ゼリー25gが投与され，血清カリウム値は4.5mEq/Lまで下がった．高カリウム血症への対応として，アルダクトン®A，ブロプレス®を中止し，Ca拮抗薬で血圧をコントロールすることとなった．その他，腎機能低下時に注意するくすりとして肝・腎排泄型のスターシス®を投与していたが，DPP-4阻害薬のネシーナ®錠6.25mg 1錠に変更し，血糖コントロールを再開した．アリセプト®を継続し，メマリー®を10mgに減量した．

結論 CONCLUSION

　出口さんのアシドーシスは，慢性腎不全による尿細管性アシドーシスで，高カリウム血症を起こしやすくなっていた．服用薬のブロプレス®，アルダクトン®Aに高カリウム血症の副作用があり，さらに高度の高カリウム血症を起こした．腎機能低下時の処方提案をするためには，高カリウム血症の原因を推測し，より安全な薬剤を選択することが望まれる．

　血圧管理については以後，ARBではなくCa拮抗薬を処方していただくよう提案した．利尿薬については，塩分制限を行い，必要時には利尿薬（チアジド系利尿薬，ループ利尿薬）を必要とすることになるかもしれないが，定期処方には含まれなかった．

P#1　糖尿病で腎機能が低下している患者が高カリウム血を起こした．くすりに原因はないか

- **S** 倦怠感，呼吸困難
- **O** 血清カリウム7.4mEq/L，pH 7.35，pCO_2 27mmHg，HCO_3^- 14mmol/L，Ccr 17.7mL/min
- **A** 高カリウム血症を起こしやすい薬剤を中止．腎機能低下時に投与できる薬剤を選択する．
- **P** アルダクトン®A，ブロプレス®を中止し，腎機能低下時に投与できる薬剤の種類，用量について検討した．

参考文献
松崎　孝：臓器による酸塩基平衡の調節機構．薬局，65（6）：1916-1920，2014．

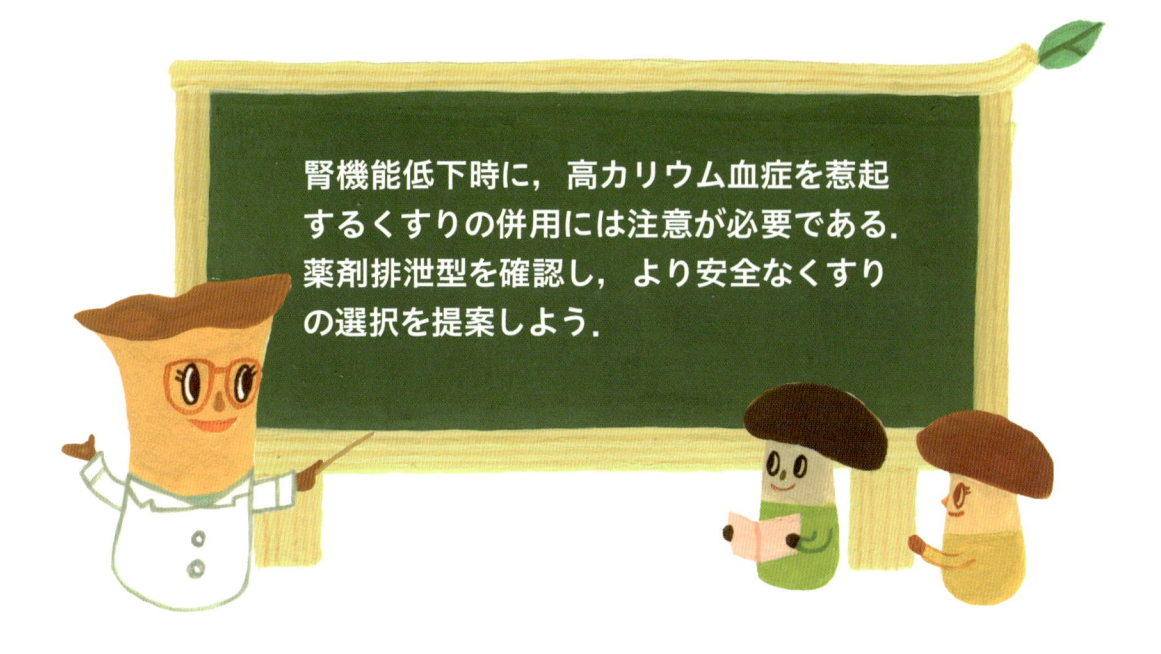

> 腎機能低下時に，高カリウム血症を惹起するくすりの併用には注意が必要である．薬剤排泄型を確認し，より安全なくすりの選択を提案しよう．

井上映子 編
CASE 13
血液ガス分析からメトホルミンの乳酸アシドーシスをみる

key words
- 血液ガス(pH, HCO_3^-, pCO_2), Na, K, Cl
- Scr
- メトグルコ®

岩本さん
74歳男性，身長155 cm，体重57.5 kg，呼吸不全で搬送
呼吸が荒く，呼びかけて肩を揺さぶると開眼する程度の意識レベルである．

Rp. 持参薬

1. メトグルコ®錠250 mg　1回1錠　1日3回　朝昼夕食後
2. ウルソ錠®100 mg　1回1錠　1日3回　朝昼夕食後
3. メバロチン®錠10 mg　1回1錠　1日1回　夕食後

検査値など
呼吸数28回/分，意識レベル JCS 20＊
血糖値 180 mg/dL（空腹時），HbA1c 7.5%，BUN 18.9 mg/dL，Scr 0.8 mg/dL，Na 130 mEq/L，Cl 94 mEq/L，K 4.1 mEq/L，CRP 0.2 mg/dL，AST 38 U/L，ALT 44 U/L，γ-GTP 163 U/L，Alb 3.9 g/dL

＊JCSは意識障害の評価に用いる．
　1〜3：刺激しなくても覚醒
　10〜30：刺激すると覚醒
　100〜300：刺激していても覚醒しない
　JCS 20は，大声，揺するなど刺激に応じて一時的に覚醒するレベル．

「74歳の高齢患者にメトグルコ®の処方ですね．1日750 mgが妥当なのかどうか気になりますね」

「メトグルコ®は高齢者には慎重投与で使えるし，海外では有用だというエビデンスも多いね」

「その通りなのですが，メトホルミンの注意点は，乳酸アシドーシスを起こすことです」

「乳酸アシドーシスはまれだから大丈夫と思ったけど」

「意識レベルが低下していますね．先生，呼吸不全の原因は肺炎か何か，呼吸器に問題があるのでしょうか？」

「胸部X線では，肺炎像はみられないのだよ．CRPも高くないし，白血球数も8,800なんだよ．この呼吸状態は何かあるのだけどね…．意識障害もあるので，頭部CTも撮ったけど，問題ないんだ．アシドーシスは否定できないから血液ガス分析の結果をみてみよう」

「先生，血液ガス分析検査の結果が出ました．pH 7.37, pCO_2 28 mmHg, HCO_3^- 20 mmol/L, BE -3 mmol/L です」

「まず，pHは7.37でアシデミアだね．HCO_3^- が低く，代謝性アシドーシスと思われるけど，7.37ではあまり顕著ではないね」

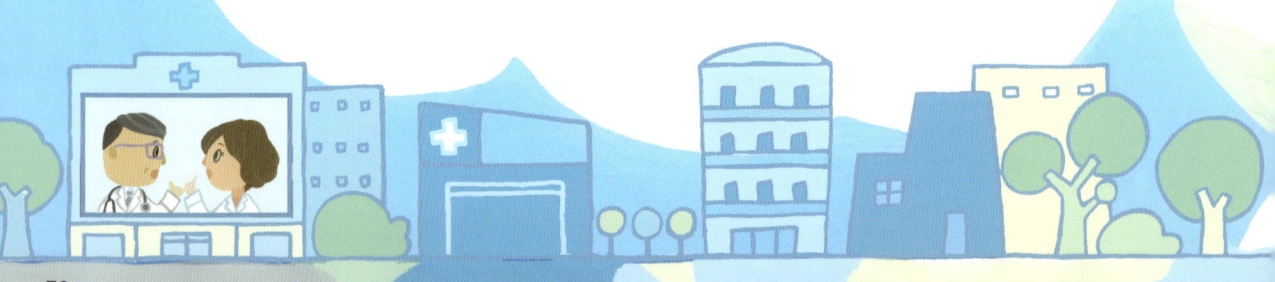

「酸塩基平衡の状況をみるために，アニオンギャップ（AG）を計算してみましょう．AG＝[Na^+]－([Cl^-]＋[HCO_3^-])＝130－(94＋20)＝16です（基準値：12±2）」

「これは，高AGだね．乳酸アシドーシスが考えられるね．pCO_2が低いから呼吸で代償している状態だね」

「メトグルコ®は糖新生を抑制し，グルコースの取り込みを促進するので，効果を期待できますよね．今後はどうしますか？」

「メトグルコ®は継続して，血糖コントロールをHbA1c 7.0くらいにしたいなあ」

「患者さんは，いつもお酒を飲まれるのでしょうか？ γ-GTPが高値なのです」

「1合程度と記載されているけど，飲酒を制限できるかなあ」

「乳酸アシドーシスの危険因子は，飲酒，脱水，胃腸症状のある方，ですから，飲酒がやめられない方ではまた起こる可能性がありますね．腎排泄型なので，腎機能をチェックしましたが，Ccrが55.9 mL/minで投与できない状態ではないのです」

「乳酸アシドーシスは起こると危険な副作用だから，患者さんにそのことを確認できたら，処方をもう一度考えて血糖コントロールをやり直そう」

解 説
EXPLANATION

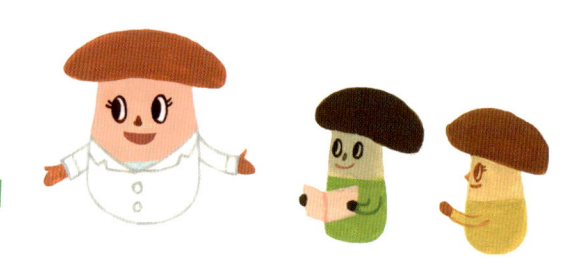

　岩本さんの血液ガス分析を解析した結果，pHはアシデミアであるがアシドーシスというほどではない．これはなぜか？ pCO_2とHCO_3^-をみて代謝性アシドーシスであることは予想できるので，さらにAGをみると明らかになる．アシドーシスの代償性変化も考える．予想されるpCO_2と実測値の比較をすると，CO_2が増えていない，ということがわかる．

　予想$pCO_2 = 1.5 \times [HCO_3^-] + (8 \pm 2) = 36 \sim 40$であるが，実測$pCO_2$は15 mmHgであり，8〜12 mmHg低い．代償性変化の限界値は28 mmHgであるので，呼吸でアシドーシスを代償していることが数値的に示される．

　高アニオンギャップ性アシドーシスの原因として，乳酸アシドーシス，ケトアシドーシス，末期腎不全(遠位尿細管でのH$^+$分泌障害，敗血症)がある．

　ビグアナイド系薬は，肝臓における糖新生の抑制，および筋肉での糖利用促進作用を示す．糖新生を抑制すると，乳酸が増える方へ反応が進む．健常人で

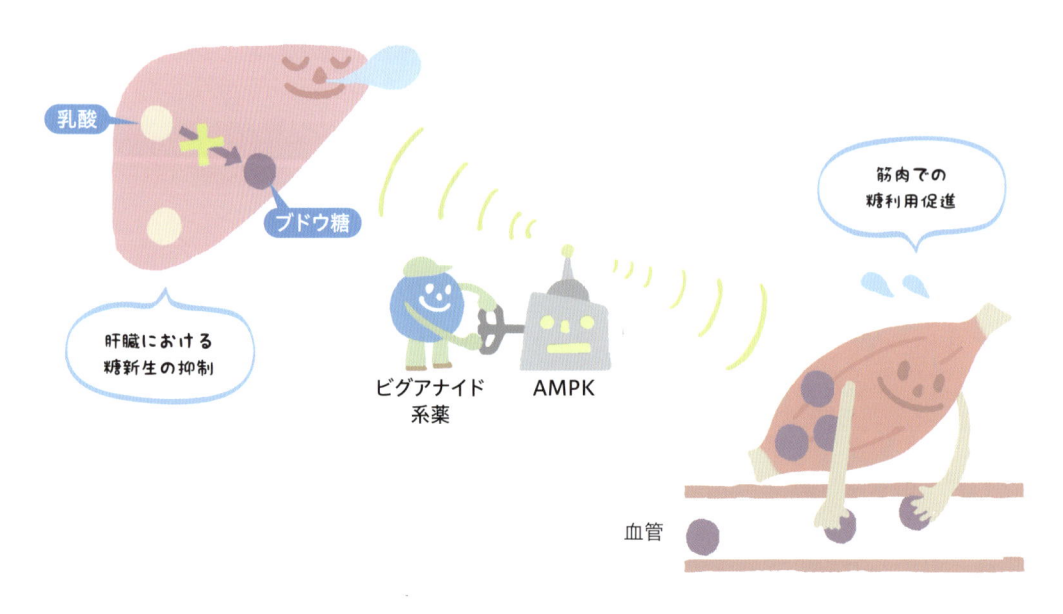

● 図　ビグアナイド系薬の作用

は乳酸などの不揮発酸は重炭酸イオンで緩衝されるので，すぐには乳酸アシドーシスにはならない．しかし，高齢，腎機能低下，脱水，飲酒などの危険因子により，乳酸アシドーシスを起こす可能性があり，嘔気，嘔吐，下痢，腹痛，呼吸が苦しいなどの症状が現れる．

乳酸アシドーシスはまれであるが，起こすと50％が死亡する重篤な副作用である．生命に関わるアシドーシスの治療方針を決める場合に，ゆっくり計算することは通常ないので，検査シートのpH，pCO_2，HCO_3^-，BEとバイタル（尿量，呼吸）をチェックし，迅速に治療を決定しなければならない．

経過 PROGRESS

臨床症状，服用薬と血液ガス分析結果から乳酸アシドーシスと疑われた．メトグルコ®は中止し，内服可能になった時点で血糖コントロールをシタグリプチン25 mg/dayに変更．コントロール良好となり軽快退院した．飲酒については，完全にはやめられないとのことであった．

ミニレクチャー メトホルミンを分子機構でみる

メトホルミンはAMPKを活性化し，ミトコンドリア機能をうまく調整することでインスリン抵抗性を改善したり，エネルギー代謝に関わっているとわかった．メトホルミンは，呼吸鎖のComplex 1を制御しATP合成を抑制する．AMPが増えた状態になり，AMPK [Adenosine 5'-monophosphate (AMP) -activated protein kinase]が活性化されると糖などのエネルギー消費量が上がる．インスリンとは別ルートで，細胞膜での糖取り込みを担うGULT 4（グルット）という糖輸送担体を活性化し，筋肉にブドウ糖を取り込むのである．また，AMPK活性を調整すると，糖・脂質の利用を促進し，摂食行動が制御される．このように，糖代謝をよくする反面，食欲が落ちることなどが危険因子になるので，薬剤師としてアルコール摂取，脱水などの危険因子をチェックし，服用できる環境作りができれば，メトホルミンは糖尿病患者さんに恩恵があると考えられる．

結論 CONCLUSION

　搬送時の患者のバイタル，検査値から，乳酸アシドーシスではないかと疑われた．検査値としての血液ガス，電解質，そこから得られるpH，アニオンギャップなど酸塩基平衡を示す数値を解析する検査機器が自動解析した数値も理解する

P#1　高齢者にはメトグルコ®慎重投与だが，適切な投与量か？　有害事象はないか？

- **S** 呼吸不全で意識レベル低下，肺炎像なし
- **O** 持参薬：メトグルコ®．腎機能，血液ガスから高アニオンギャップ性アシドーシスを疑う．
- **A** メトホルミンの副作用である乳酸アシドーシスを血液ガス分析結果から解析する．
  飲酒歴あり，適切な薬剤を医師に提案する．
- **P** 患者の生活習慣を確認後，乳酸アシドーシスのリスクが高いことを考え，
  DPP-4阻害薬に変更した．

参考文献

伊藤恭彦ほか：特集　アシドーシスとアルカローシス．薬局，59（9）：2829-2941，2008.
森松博史ほか：特集　新しい酸塩基平衡の考え方．薬局，65（6）：1906-1975，2014.
小川　渉：特集　メトホルミンの現況と新たな展望, メトホルミン作用の分子機構．Diabetes Frontier, 23（1）：67-70, 2012.
箕越靖彦：特集　メトホルミンの現況と新たな展望，メトホルミンとAMPK．Diabetes Frontier, 23（1）：59-66, 2012.
瀬名秀明，太田成男：ミトコンドリアのちから，新潮文庫，2007.

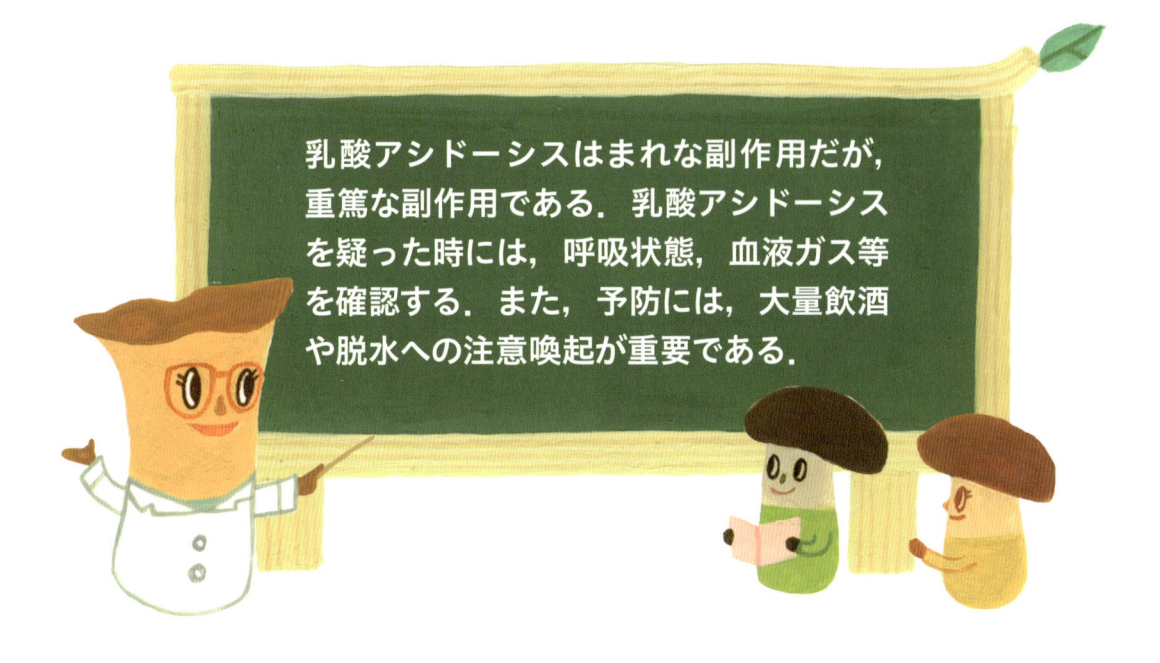

> 乳酸アシドーシスはまれな副作用だが，重篤な副作用である．乳酸アシドーシスを疑った時には，呼吸状態，血液ガス等を確認する．また，予防には，大量飲酒や脱水への注意喚起が重要である．

井上映子 編
CASE 14
腎機能低下時の降圧薬の提案

key words
● 血清カリウム　● Scr　● レニベース®　● ニューロタン®

佐々木さん
85歳女性．身長145cm，体重48.5kg
入院時現病歴：腎機能障害，高カリウム血症

Rp. 持参薬

1. レニベース®錠5mg　　　1回1錠　1日1回　朝食後
2. ニューロタン®錠25mg　　1回1錠　1日1回　朝食後
3. アロプリノール100mg　　2錠　　　1日2回　朝夕食後
4. ガスター®D錠20mg　　　1回1錠　1日1回　朝食後

バイタルサインと検査値

浮腫（−），血圧 153/63mmHg，脈拍数 63回/分　irre
総タンパク 6.0g/dL，Alb 2.8g/dL
AST 21U/L，ALT 14U/L，T-BIL 16mg/dL
BUN 66.2mg/dL，Scr 3.4mg/dL，尿酸値 8.4mg/dL
CRP 9.2
Na 145mEq/L，Cl 117mEq/L，K 5.2mEq/L

この現病歴と持参薬の問題点は何か？

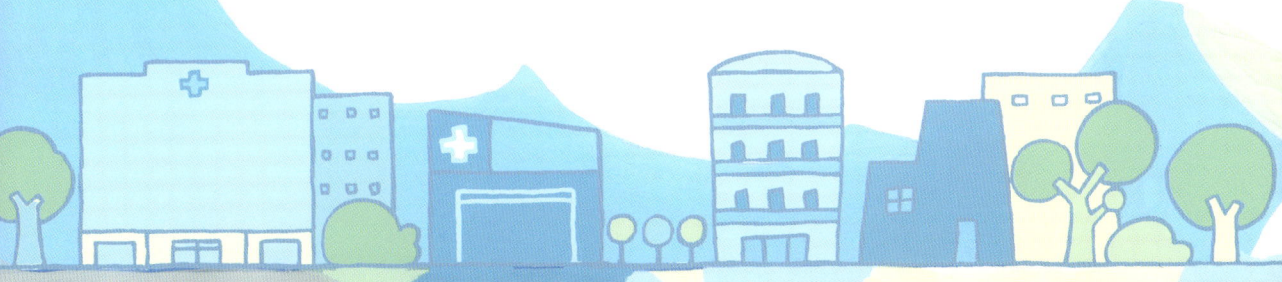

「先生，佐々木さんの現病歴が慢性腎不全，高カリウム血症となっていますが，レニベース®とニューロタン®が併用されています．これではさらに高カリウムになってしまいませんか？」

「そうだねえ．ARBとACE阻害薬の併用については，大規模臨床試験では心不全で効果よりリスクが上昇していたし，CTR（心胸郭比）は55％でまあ年齢相応だね」

「ARBとACE阻害薬の併用については，ニューロタン®には併用注意の記載がありましたが，2014年7月，レニベース®の添付文書も改正され，ニューロタン®の併用による高カリウム血症について，併用注意の追記がされています．」

「なるほど．佐々木さんの血圧は153/63でコントロール不良だし，別の薬剤にして両方中止することにしよう．うちにある薬ではどれがよいかな？」

「アムロジピンOD，アテレック®，ニフェジピンですね．アテレック®だと，腎輸入細動脈と輸出細動脈の両方を拡張し，糸球体内圧が上昇しにくいので腎機能障害時にはよいと思います」

「わかりました．カリウムが高めだから利尿薬とARBの併用も考えたけど，浮腫がないしCa拮抗薬単剤からいってみよう．レニベース®とニューロタン®を中止してアテレック®錠に，ガスター®，アロプリノールは継続でお願いします」

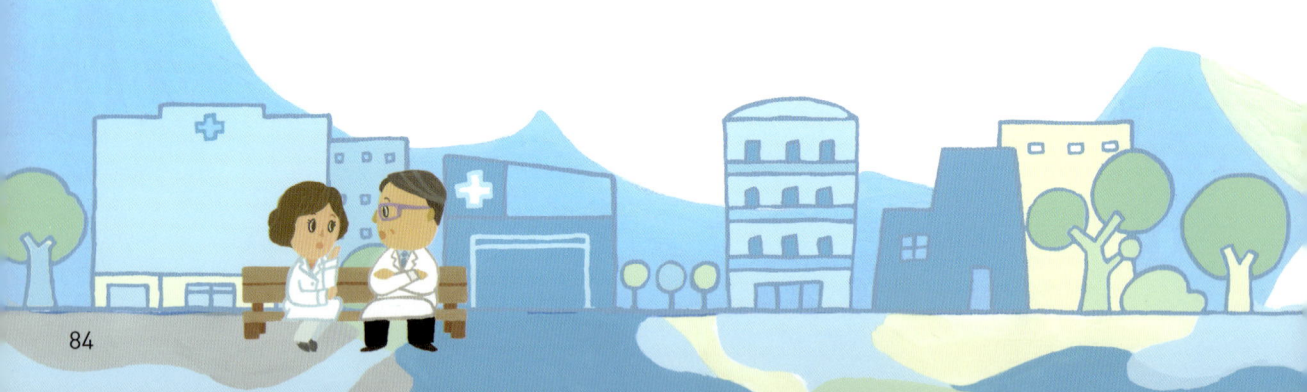

「入院1ヵ月後の検査値ですが，総タンパク7.0g/dL，Alb 3.2g/dL，BUN 40.8mg/dL，Scr 3.2，尿酸値4.8mg/dL，Na 148mEq/L，Cl 117mEq/L，K 5.4mEq/Lです．高カリウム血症が増悪しています」

「血液ガス分析の結果は，pH 7.24，pCO_2 26，pO_2 130，HCO_3^- 16，BE －6，アシドーシスになっている」

「先生，気づいたのですが，アロプリノールとガスター®の量が多すぎるかもしれません．腎機能は，Ccrが9.8mL/minですから，アロプリノールは50mg/day，ガスター®は10mg/dayに減量する必要があります」

「わかった，減量しよう．それからアシドーシスを起こしているのでメイロン®を2アンプル投与します」

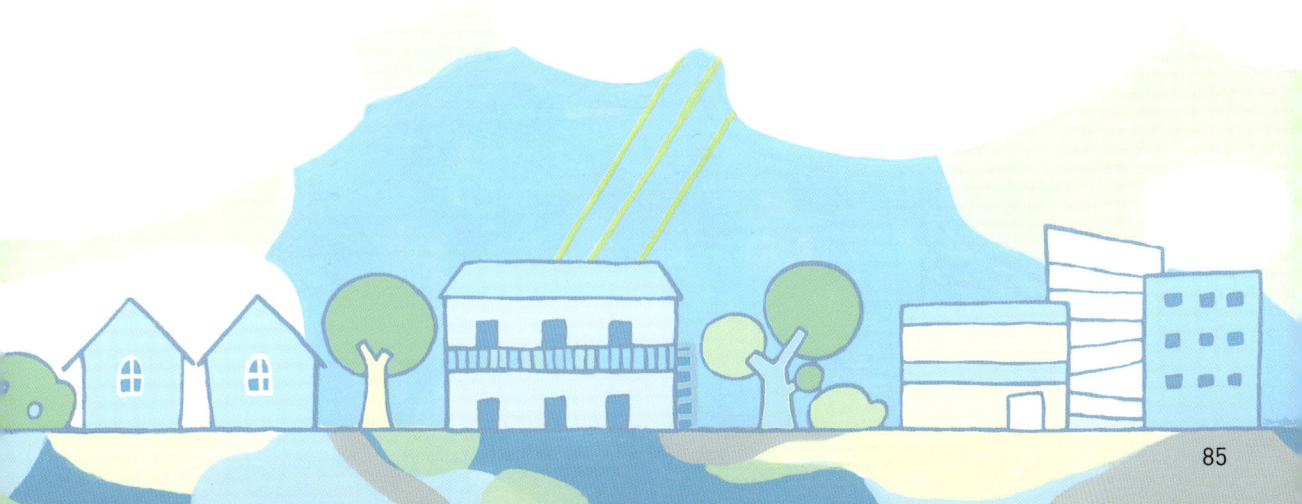

解説 EXPLANATION

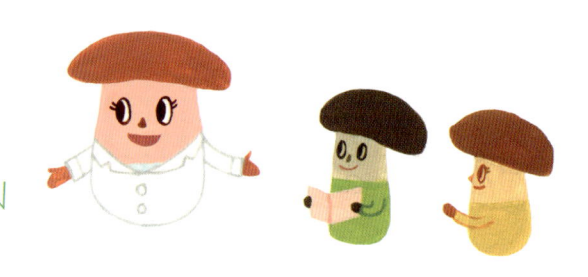

　アロプリノールは，副作用として重篤な中毒性表皮壊死融解症，スティーブンス・ジョンソン症候群，腎障害，肝障害，血液障害を起こすことがある．ガスター®はOTCとしても汎用されるが，副作用として精神障害や血液障害を起こすことがあり，いずれも死亡例がある．佐々木さんは慢性腎不全が増悪しており，入院時にこれらの服薬を継続したためさらに腎機能が悪化したと考えられる．

　また，慢性腎臓病（CKD），特に糖尿病性腎症における微量アルブミン尿期，腎症の改善にはACE阻害薬，ARBが推奨されている．ところが添付文書によると，エナラプリルとロサルタンの併用は基本的な注意事項として，急性腎不全，高カリウム血症のリスクが増加するため注意すること，と記載されている．両剤とも高カリウム血症時は慎重投与である．

　そこで今回，両薬剤を中止し，Ca拮抗薬へ変更した．多くのCa拮抗薬は，L型カルシウムチャネルを遮断し，腎臓に対し輸入細動脈のみを拡張するため，糸球体内圧が上昇し腎保護作用が期待できない．しかし，アテレック®などの

● 表　慢性腎臓病患者における降圧目標と第一選択薬

		降圧目標	第一選択薬
糖尿病（＋）		130／80 mmHg未満	RA系阻害薬
糖尿病（－）	蛋白尿　無	140／90 mmHg未満	RA系阻害薬，Ca拮抗薬，利尿薬
	蛋白尿　有	130／80 mmHg未満	RA系阻害薬

・蛋白尿：軽度尿蛋白（0.15 g/gCr）以上を「蛋白尿有り」と判定する
・GFR 30 mL/分/1.73 m² 未満，高齢者ではRA系阻害薬は少量から投与を開始する
・利尿薬：GFR 30 mL/分/1.73 m² 以上はサイアザイド系利尿薬，それ未満はループ利尿薬を用いる
・糖尿病，蛋白尿（＋）のCKDでは，130／80 mmHg以上の場合，臨床的に高血圧と判断する

（JSH　高血圧ガイドライン2014より転載）

L/N型カルシウムチャネルを遮断する薬剤は，輸入・輸出細動脈の収縮を抑制する．すなわち，CKD患者に適した腎保護作用を期待できるCa拮抗薬であることが，処方に至った理由である．

ガスター®およびアロプリノールについてはGiusti-Hayton法によって投与量を算出した．Giusti-Hayton法を用いた腎機能に応じた薬物投与設計は，p.36で解説しているが，ここで簡単におさらいしてみよう．

佐々木さんは85歳，体重48.5 kg，血清クレアチニン値3.2 mg/dLである．

$$Ccr = \frac{(140 - 85) \times 48.5}{72 \times 3.2} \times 0.85 = 9.8 \text{ mL/min}$$

となり，腎機能が重度に低下していることが確認できる．そして，ガスター®の尿中未変化体排泄率fuは0.35/0.37 = 0.94，アロプリノールの尿中未変化体排泄率fuは0.64/0.8 = 0.8で，両剤ともに腎排泄型物であり，投与量の調整が必要である．

以上より，佐々木さんのガスター®の投与量は

$$20 - 20 \times \frac{0.94 \times (100 - 9.8)}{100} = 3 \text{ mg}$$

アロプリノールの投与量は

$$200 - 200 \times \frac{0.8 \times (100 - 9.8)}{100} = 55.7 \text{ mg}$$

と算出できる．

経過 PROGRESS

入院時，高カリウム血症の既往あり，レニベース®，ニューロタン®を中止した．1ヵ月後，さらに腎機能低下がみられ，処方を再考．腎機能低下時に用量調整が必要な腎排泄型薬物であるガスター®を10 mg/dayに，アロプリノールを50 mg/dayに減量することを提案した．

さらに1ヵ月後，血清カリウムは4.1と正常化，血清クレアチニン値は3.0にやや低下した．血圧は136/75 mmHgと，コントロール良好となった．

結論 CONCLUSION

　降圧薬の薬理作用，副作用と検査値を重ね合わせると，今回のケースのように薬理作用による副作用の増強を発見することがある．被偽薬の減量・中止を医師に伝え，かつ腎機能低下時により適切な薬剤を選択し，CKDの進展抑制，血圧コントロールの継続を図る．また，腎機能に応じた薬剤の投与量は，薬物動態の理論を用いて算出し，処方薬の減量を提案した．

P#1　慢性腎不全，高カリウム血症の患者がACE阻害薬，ARBを服用していた

- **S** 慢性腎不全の増悪で入院，高カリウム血症
- **O** レニベース®，ニューロタン®を中止．Scr値3.4，K 5.2．
以後，カリウム値が5.4に上昇，代謝性アシドーシスを起こした．
- **A** 高カリウム血症に対し，薬剤を減量，中止する．高血圧に対し他剤の変更を提案．
腎機能低下時に用量調整する薬剤の投与量を提案する．
- **P** ARB，ACE阻害薬は中止，アテレック®を提案，ガスター®，アロプリノールを減量した．

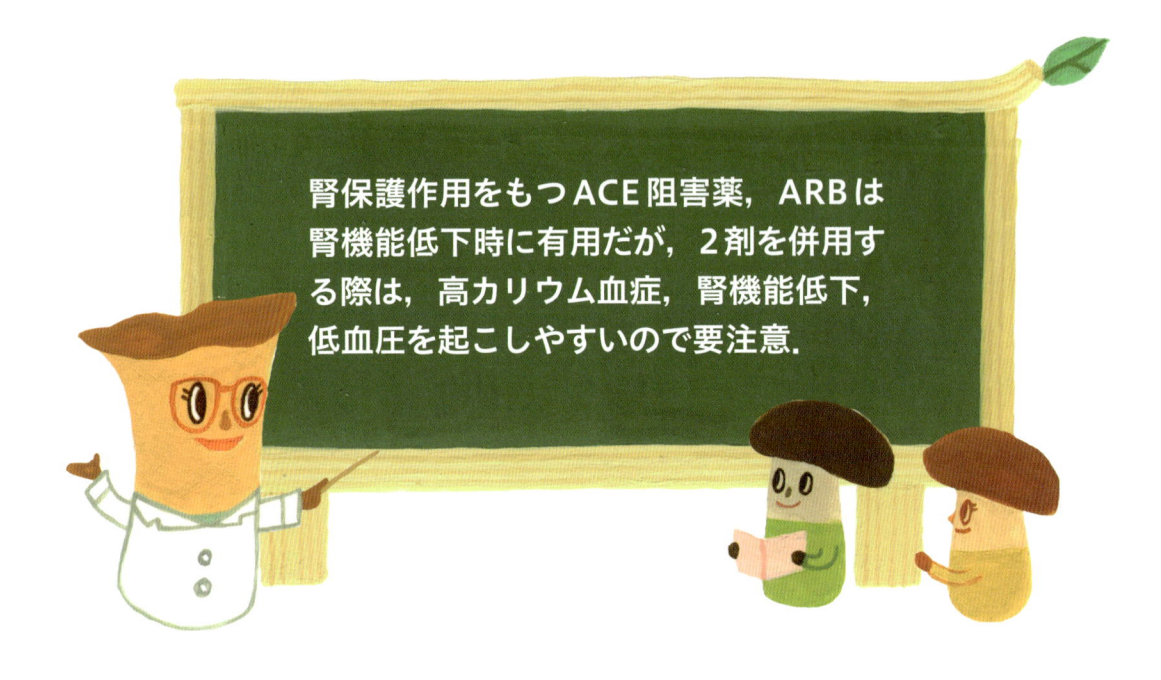

> 腎保護作用をもつACE阻害薬，ARBは腎機能低下時に有用だが，2剤を併用する際は，高カリウム血症，腎機能低下，低血圧を起こしやすいので要注意．

井上映子 編
CASE 15

典型的な症状がみられない低カルシウム血症への対応

key words
- 血清カルシウム値 ● 認知症 ● 下痢 ● ロカルトロール®

大森さん
85歳女性，子宮頚がんの放射線治療後に出血性腸炎を起こし小腸を広範囲切除

Rp. 持参薬

1. オキシコンチン®錠5mg　2錠　　　　　　　　朝夕
2. レンドルミン®錠0.25mg　1回1錠　　　　　　就寝前
3. コデインリン酸塩散1％　1回2g
   カロナール®錠200mg　1回2錠　1日3回　朝昼夕食後
4. オキノーム®散5mg　1包　　　　14回分　疼痛時

検査値
総タンパク 6.7g/dL，Alb 4.5g/dL，BUN 22.5mg/dL，Scr 1.3mg/dL，Na 146mEq/L，Cl 116mEq/L，K 5.6mEq/L，Ca 3.9mg/dL，Ccr 21.3mL/min

　残存小腸は190cm．疼痛管理を行い，昨年末より自宅療養中であった．入院の前月より物忘れがひどくなり，当月，ベッドサイドでボーっとしていたり，食事したことを忘れたりと，異常な様子がみられた．そのため当院にて疼痛管理も含め加療することとなった．ストーマを装着し，排便コントロールのためコデインリン酸塩散1％6gを服用している．

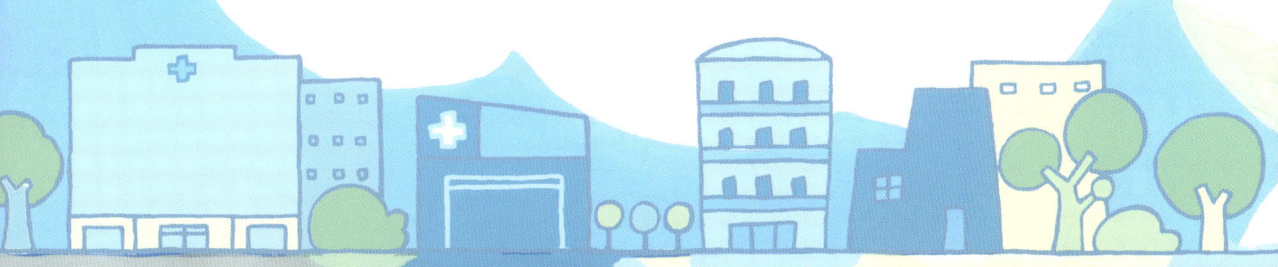

「お元気そうですね．痛みはあるのですか？」
「いえ，大丈夫です！」
（？オキシコンチン®服用とのことだけど，痛みはないのかな？）
「先生，母はこう言っていますが，右の骨盤あたりが痛がるところなんですよ」

「先生，オキシコンチン®とリン酸コデインで疼痛コントロールをしていますが，現在の疼痛部位は，子宮頸がんの治療痕でしょうか？」
「子宮頸がんはⅢb期で他臓器への浸潤や転移がみられるとしたら，骨転移が考えられるかもしれない．本人はまったく痛みを訴えていないから，疼痛コントロールはうまくいっているようだね」
「骨転移の可能性で気になったのですが，血清カルシウム値が3.9とすごく低いですね．なぜこのようなことが起こるのですか？」
「カルシウムがこんなに低かったら，テタニーとか典型的な症状が出るはずだけど，臨床症状と合わないね」
「そうなんですね」
「ちなみに，低タンパク血症は血漿カルシウムのタンパク結合分画を減少させる場合があるけれど，タンパク結合の減少による低カルシウム血症は無症候性なんだよ．偽性低カルシウム血症と呼ばれているものだなあ」

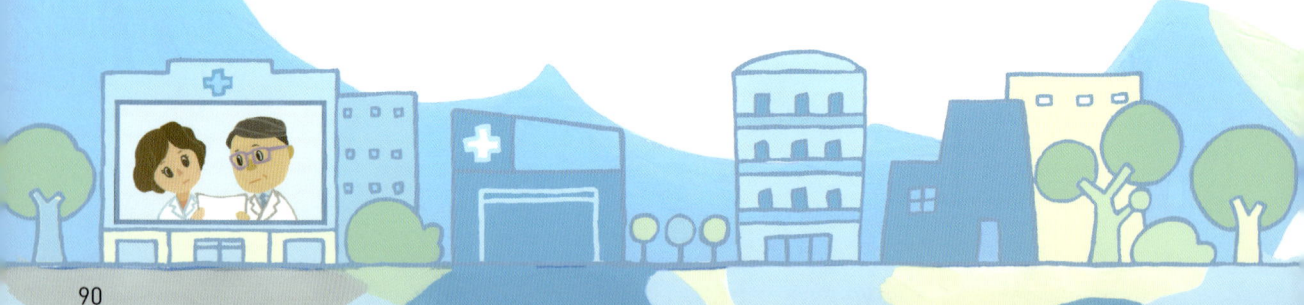

「そうなんですか」
「ただ，この患者さんは，総タンパク6.7g/dL，アルブミン4.5g/dL，A/G比＝2.0で正常範囲，それから低タンパク血症はないから，偽性低カルシウム血症ではなさそうだけど…，低カルシウム血症の症状は出ていないのかな？」
「入院前は物忘れの悪化がありました．今は大声を出したり暴言を吐いたりしています」
「認知症に，興奮状態か．低カルシウム血症の症状とも考えられるね．この値は信じがたいから再検して引き続き検討しましょう」

「大森さんのカルシウム値の再検の結果ですが，3.6mg/dLでした．重度の低カルシウム血症ですが，先生が言われるように臨床症状と合いませんね」
「心電図異常もあるね．QT0.6秒で延長し，STの延長もみられるんだよ．見た目ではよくわからないけど，低カルシウム血症の症状が出ているね」
「低カルシウム血症の原因に骨代謝異常があります．副甲状腺ホルモンの異常ではないか，PTHを測ってはいかがでしょうか？」
「そうだね，PTHの依頼をしておくので，結果をみてまた指示を出します」
「わかりました．ありがとうございます」

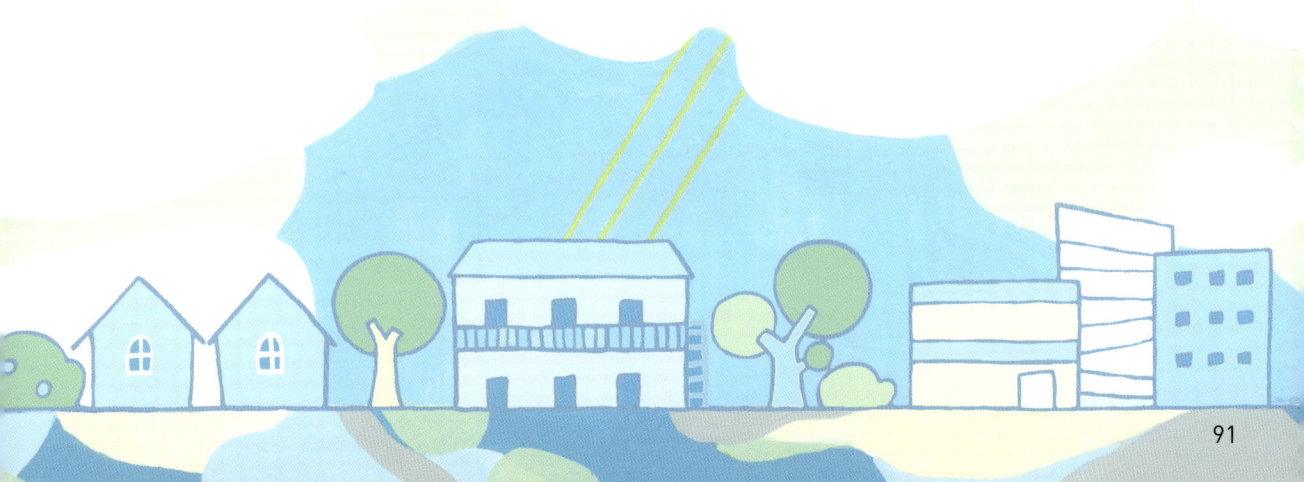

解説 EXPLANATION

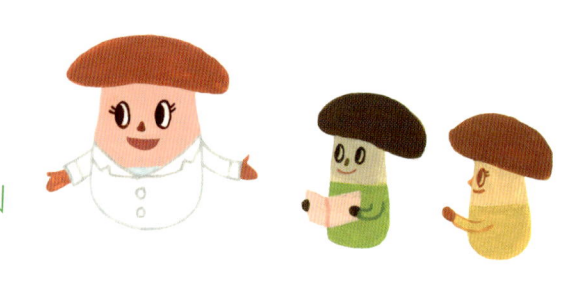

　低カルシウム血症の症状として，感覚異常，テタニーのほか，重度であれば痙攣，脳症，心不全がある．血清カルシウムが7mg/dL未満の重度低カルシウム血症では，心電図にも異常が起こる．症例では，テタニーがなく，認知症，QT延長から，低カルシウム血症を疑い，精査のためPTHインタクトを測定した．
　PTHは，カルシトニンやビタミンDとともに生体内のカルシウムおよびリン酸代謝を調整する重要な副甲状腺ホルモンである．PTH高値の疾患として，続発性副甲状腺機能亢進症，ビタミンD欠乏症，原発性副甲状腺機能亢進症，慢性腎不全があり，症例では以下のように考えた．

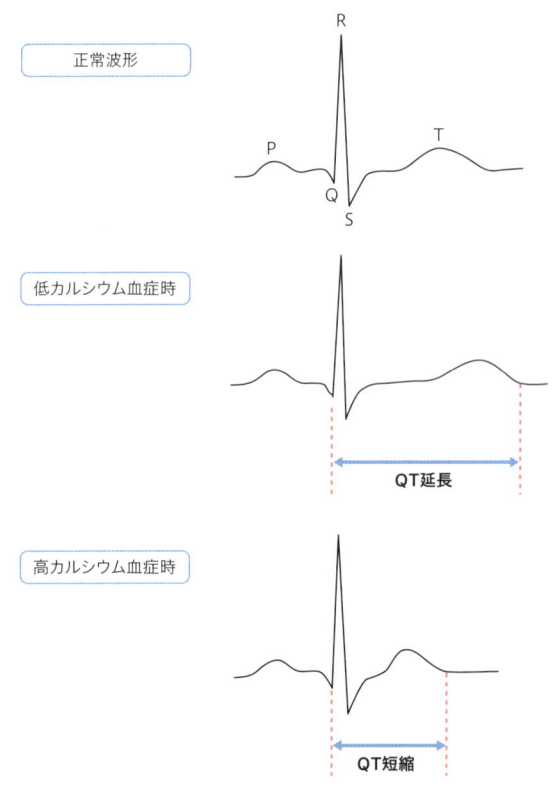

● 図　血清カルシウム濃度と心電図異常

❶ PTHが分泌過剰な状態であるのに副甲状腺に情報が伝わっていない．

❷ 小腸からのビタミンD_3吸収が低下したことによるビタミンD欠乏症．小腸は全長6mあるが，この症例では小腸切除のため190cm，約1/3になっている．このため，小腸からのカルシウム吸収の減少が起こり，血清カルシウム濃度が下がっている．

医師の診断では，❷のビタミンDの消化管吸収不足による続発性副甲状腺機能亢進症であった．

経過 PROGRESS

PTHインタクトが1,020 pg/mL（基準値10〜65）と異常値を示した．そこで，「ロカルトロール®カプセル0.5μg　2カプセル　朝食後」の処方が追加となった．

投与1ヵ月後，PTHは130 pg/mL，血清カルシウム値は8.0 mg/dLとなった．

ミニレクチャー　カルシウム吸収をよくするための食事指導

カルシウムを多く含む食品，牛乳，ヨーグルト，チーズ，大根葉，大豆製品，小魚などとビタミンD，アミノ酸を摂取し，カルシウムの吸収促進を図るよう指導する．また，ある種のフラボノイドも小腸のカルシウムトランスポーターを発現し，カルシウムの吸収を助けることがわかっている．逆に摂りすぎに注意したい食品として，野菜類，豆類，玄米がある．野菜や食物繊維を摂らないわけにはいかないし，玄米はビタミン，ミネラルが豊富で，どの食材もメリットが大きい．どうにかカルシウムの吸収を妨げない調理方法と組み合わせを考えて食べたい．ホウレン草は，湯でこぼし水にとってシュウ酸をなるべく流す．玄米はフィチン酸を含み，カルシウムと結合して吸収低下すると言われているが，実際に豆，玄米に含まれるのは"フィチン"でミネラルと結合した物質である．生体内でフィチン酸とミネラルに解離してもすべてのカルシウムとキレートを作ることはなく，副食を付けることでほとんど問題ないとされている．

参考文献

佐藤隆一郎ほか：腸管のカルシウムトランスポーター発現調節機構の解析．ソルト・サイエンス研究財団平成20年助成研究報告書．2008．

結論 CONCLUSION

　電解質の投与については，カリウムの注射剤以外はハイリスク薬ではないが，ナトリウム，カルシウムなど電解質異常の症状は多岐にわたるため，検査値のモニタリングが重要である．異常値の原因を推察し，検査依頼，処方提案を行うことも薬剤師の薬剤管理業務である．

　薬局では，処方箋で「カルシトリオール2.0μg」などの活性型ビタミンD製剤高用量の処方をみたときは，副甲状腺機能障害を疑って，患者インタビューや服薬指導につなげていくとよいと思われる．

P#1　疼痛緩和中の患者が低カルシウム血症を起こした

S 検査値から重度の低カルシウム血症がみられた．典型的なテタニーがみられなかったため，検査値と臨床症状の乖離があると診断された．

O 検査値：Ca 3.6 mg/dL．症状は認知症，暴言，心電図異常，下痢

A 重度低カルシウム血症の症状が顕著ではなかったが，数値とその他の症状から治療を必要とするか医師に相談．確定診断のためPTHを依頼した．

P PTH測定結果から続発性副甲状腺機能亢進症と診断され，Caの吸収を促進させるためカルシトリオールが処方され，低カルシウム血症が改善された．

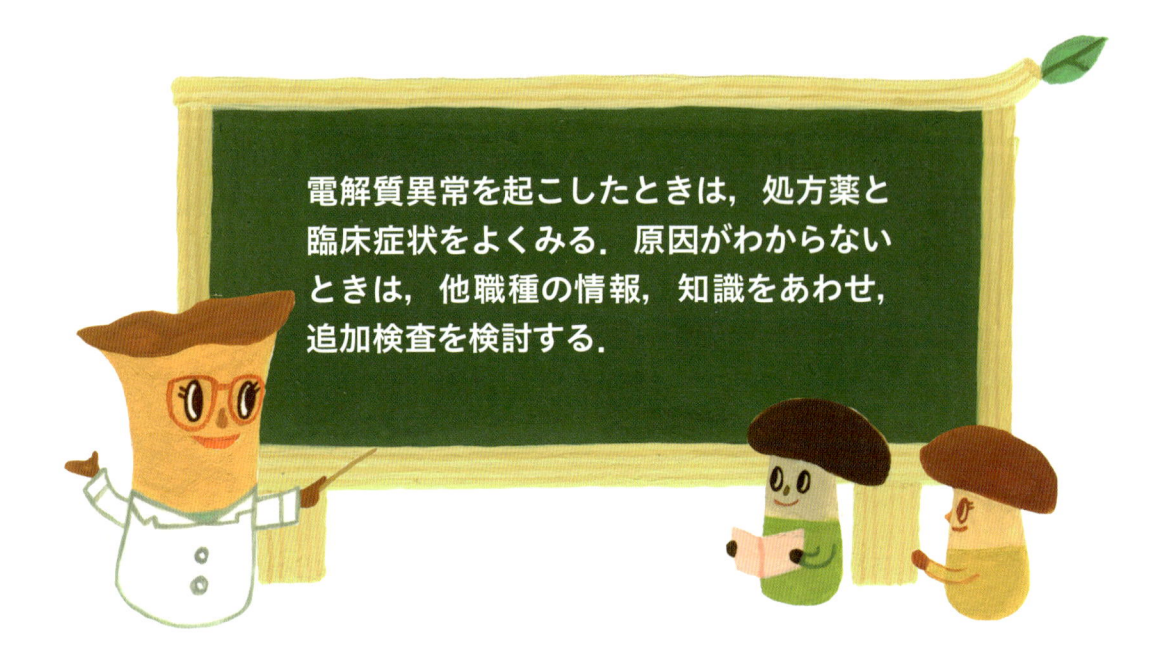

電解質異常を起こしたときは，処方薬と臨床症状をよくみる．原因がわからないときは，他職種の情報，知識をあわせ，追加検査を検討する．

井上映子 編
CASE 16
肝硬変の検査値と処方設計

key words
● 総タンパク　● Alb　● アンモニア　● PLT　● PT　● ユリノーム®

中嶋さん
75歳男性，身長169cm，体重54.5kg〔IBW（基準体重）：62.8kg〕
　非代償性肝硬変で，合併症のコントロールを他院で行っていたが，体動困難のためリハビリ目的で入院された．

Rp. 持参薬

1. ラシックス®錠20mg　　　1回1錠　　1日1回　　朝食後
2. パリエット®錠20mg　　　1回1錠　　1日1回　　朝食後
3. ユリノーム®錠25mg　　　1回1錠　　1日1回　　朝食後
4. アルダクトン®A錠25mg　1回2錠　　1日2回　　朝夕食後
5. フェロミア®顆粒8.3%　　1回1.2g　 1日2回　　朝夕食後
6. アミノレバン®EN配合酸　1回1包(50g)　1日2回　朝食後

検査値など
AST 29U/L，ALT 14U/L，T-BIL 1.31mg/dL，コリンエステラーゼ 36U/L
BUN 14.8mg/dL，Scr 1.2mg/dL，尿酸値 5.2mg/dL，総タンパク 6.4g/dL，Alb 2.7g/dL，アンモニア：38μg/dL（基準値：12～66）
Hb 9.3g/dL，PLT 8.6×10^4（$14～38 \times 10^4/\mu L$）
PT 13.4秒，プロトロンビン活性87%，HCV抗原（＋）
腹水，食道静脈瘤，皮膚黄染，副側血行路あり，両上下肢浮腫，左前腕皮膚剥離

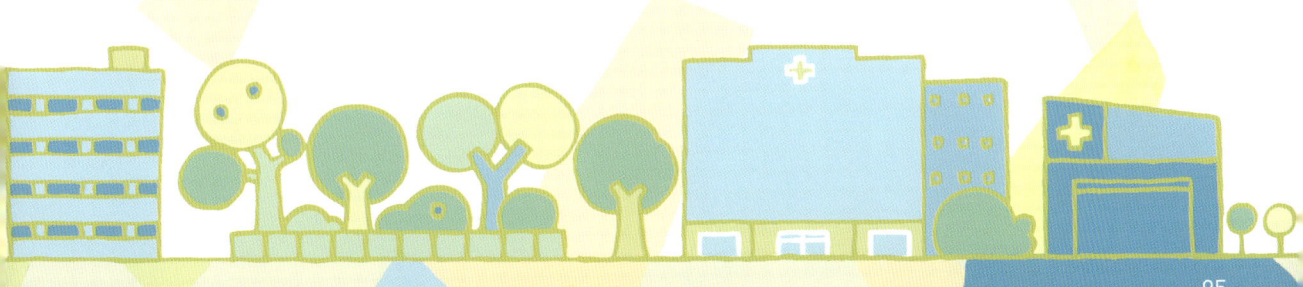

「非代償性肝硬変でPLTが低く，肝臓の線維化が進んでいるね．重症度をChild-Pugh分類で表すと，脳症は1点，腹水3点，総ビリルビンは1点，アルブミン値は2点，プロトロンビン活性は1点で計8点，B判定だね」

「中等度の肝機能障害ということですね？ 持参薬のなかでユリノーム®は肝消失型薬剤で，肝障害には禁忌です．尿中排泄は1.2％で，水にほとんど溶けない脂溶性，排泄経路は糞中の方が多いようです」

「AST, ALTは正常でも，肝硬変の場合は肝予備能は低下しているから，ユリノーム®の禁忌症例ということだね．削除しましょう」

「はい．腎機能は中等度低下ですから，アロプリノールを100 mgか，フェブリク®なら，常用量でいけますね．今回はどうしましょうか？」

「そうだねぇ…．高尿酸血症は腎機能低下のリスクが高いけど，尿酸値は正常範囲で，アロプリノールに変えて過敏症が起こったりしても困るし，今回はユリノーム®を中止して様子をみよう」

「先生，中嶋さんは，アミノレバン®をなんとか服用している様子で，氷を入れたり水の量を減らしたりと，かなり苦心されています．アミノレバン®は服用回数が1日3回ではなく2回でようやく飲めるようです」

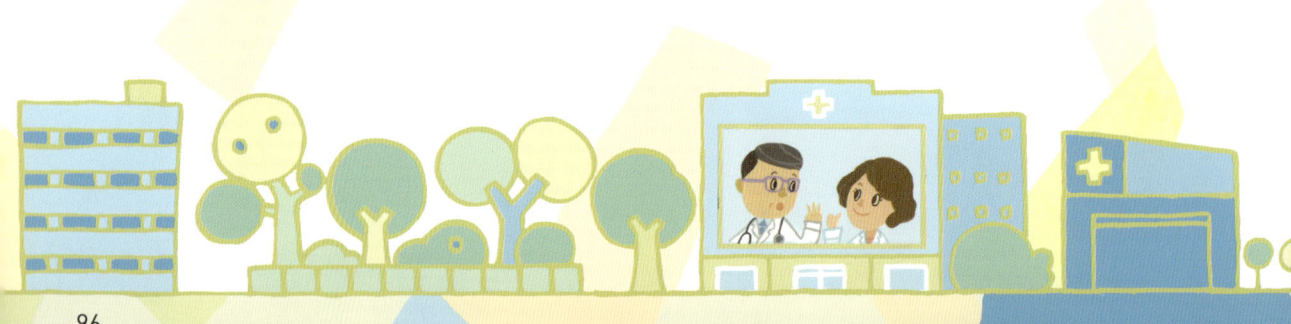

「これで脳症を発症するとよくないね．入院当初のアンモニア値は38μg/dL（基準値：12-66）でまだ大丈夫だけど…」
「以前より，食事制限，塩分制限が苦痛な方なのです」
「困ったなあ，腹水コントロールができなくてラシックス®20mg3錠に増量しているから，脳症のリスクが高くなってしまう．でもいつかは腹水穿刺しないと，QOLが上がらないから，その予定でいこう」

　腹水穿刺でアルブミン製剤の投与も同時に行い，以後，上下肢の浮腫が格段に減少した．

「先生，中嶋さんが何を言っているのかわからないのです．構音障害が出ています」
「血中アンモニア値が，84μg/dLに上昇している．まずいね，脳症が起こってしまう」
「いまのうちにラクツロースで排便コントロールをしては？」
「排便が1日2，3回に増えるよう，ラクツロースを使おう」
「はい，当院には甘味の少ないラクチトール製剤があります」
「では，ラクチトールを1日3回投与していきましょう」

解説 EXPLANATION

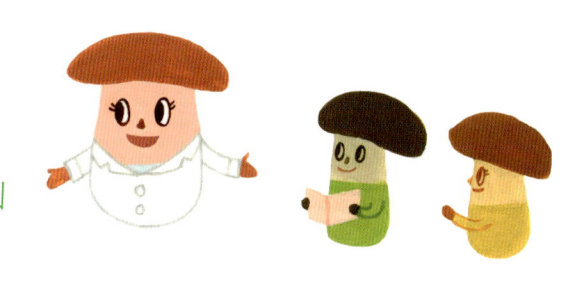

　肝硬変とは，慢性肝炎の終末像で，肝細胞が損傷を受け再生をくり返し，線維化した状態である．原因のほとんどがC型肝炎で，慢性肝炎となり肝硬変，肝がんに進行する．肝硬変の重症度はChild-Pugh分類を用いて数値化できる．必要な検査値は，総ビリルビン，アルブミン，プロトロンビン時間で，バイタルは腹水，肝性脳症の程度である．クラスAが軽度，クラスBが中等度，クラスCを重度と判定する．クラスB以下の判定は，Alb 3.5g/dL未満，血小板10万未満，プロトロンビン時間　70％未満を目安にする．

　重症度分類は，薬剤の禁忌チェック，投与量調整に必要で，添付文書に記載されている薬剤は少ないが，PMDAの添付文書情報メニューの項目内検索で"使用法の注意＞Child-Pugh"で検索すると20件（2014年9月現在）の医薬品が抽出される．例えば，ベシケア®はChild-Pugh分類Cで禁忌，レミニール®はChild-Pugh分類Bの肝障害患者には4mgを1日1回から開始，という内容である．ユリノーム®は添付文書やインタビューフォームに「禁忌：肝障害のあ

［Child-Pugh分類］

項目 ＼ ポイント	1点	2点	3点
脳症	ない	軽度	ときどき昏睡
腹水	ない	少量	中等量
血清ビリルビン値(mg/dL)	2.0未満	2.0〜3.0	3.0超
血清アルブミン値(mg/dL)	3.5超	2.8〜3.5	2.8未満
プロトコンビン活性値(%)	70超	40〜70	40未満

各項目のポイントを加算しその合計点で分類する

Child-Pugh 分類	A　5〜6点 B　7〜9点 C　10〜15点

る患者」となっているが，程度や用量設定について検討することが難しい．肝代謝（CYP2C9）で，胆汁排泄と考えられ，症例では処方を削除した．

　非代償性肝硬変の合併症には，腹水，肝性脳症，出血傾向，消化管出血，高アンモニア血症がある．
　腹水は，腹囲と体重増加，肝性脳症はアンモニア値の上昇，口臭，羽ばたき振戦，構音障害などがみられる．脾腫を起こしていることが多く，血小板が低値となる．また，肝での血液凝固因子合成の低下によりプロトロンビン時間，PT-INRの延長がみられ出血傾向となる．他に肝臓での合成能低下による検査値の変化としては，コリンエステラーゼ低下，アルブミン値の減少がみられる．症例では，肝性脳症以外の合併症が出現していた．PLT $8.6 \times 10^4/\mu L$は肝線維化の進行と脾腫が起こっていることを示し，出血傾向となる．脳症については意識混濁はなかったが，気分変調はみられており，門脈のうっ滞から副側血行路（PCシャント）ができ，高アンモニア血症になりやすい要因があった．アミノ酸製剤のコンプライアンスを改善するか，排便コントロールなどでアミノ酸不均衡を是正したり，アンモニア血症とならないよう注意が必要である．
　また，肝硬変・慢性肝炎は肝がんへの進行を抑えることも治療目的となる．肝がんマーカーのAFP 7.5 ng/mL（基準値：10以下），PIVKA-Ⅱ 16（基準値：40未満）で正常値であり，これらの数値からは，癌化の可能性はないと考えられる．

経過 PROGRESS

　入院時の処方から，胆汁排泄型薬剤のユリノーム®を削除した．
　内服での腹水コントロールとしてラシックス®を20 mg 3錠に増量され腹囲が7 cm減ったものの，腹部緊満で下肢の浮腫も顕著で，トイレ歩行さえできない．3Lという大量の腹水除去を施行し腹水灌流後150 mLを再投与した．
　低アルブミン血症を避けるため，腹水は灌流し150 mLを再静注，同時にアルブミン製剤（25% 50 mL）を投与した．以後浮腫が格段に減少したが，口臭（アンモニア臭），構音障害がみられた．この時，アンモニア値84 ng/dLで，高アンモニア血症を起こしていた．対策として排便コントロールを促し，腸内を酸性にし，アンモニア血症を改善するラクチトール製剤を提案し，処方追加された．
　以後，脳症が悪化することなく，入院2ヵ月半で軽快退院された．

結論 CONCLUSION

　肝臓病では，機能の80％が失われても，残った肝予備能で通常通りの機能を果たすことができる．肝消失型，胆汁排泄型薬剤では，薬物動態に変動があると予測され，Child-Pugh分類を用いて肝障害の重症度を数値化し，薬剤投与の可否を考える方法をとった．

　肝硬変の治療は，薬剤で合併症を予防，治療することと，食事療法で腹水，脳症の治療を行うことに重点が置かれる．病院でのコントロール後，自宅での療養も同様に継続される．食事とアミノ酸製剤の意義を患者さんに知っていただき，アドヒアランスを向上させることが重要である．

P#1　非代償性肝硬変で体動困難にて入院．腹水コントロール施行とアミノ酸不均衡により血清アンモニア値が上昇した．

S　非代償性肝硬変，腹水コントロール不良にて，ラシックス®増量，腹水灌流後，構音障害が現れた．

O　アンモニア84μg/dL，コリンエステラーゼ®散36 U/L，Alb 2.7 g/dL，PT活性87％，PLT 86×10⁴．ラシックス60 mg，アミノレバン®EN 2包服用中．

A　肝性脳症の発症を抑えるためのアミノレバン®服用の改善，アドヒアランス向上を図る．排便コントロールを行い，高アンモニア血症を改善し，脳症の進展を抑制する．

P　食事制限は困難であったが，アミノレバン®の服用は継続できている．脳症予防にラクチトールを追加し，脳症の発症を回避した．

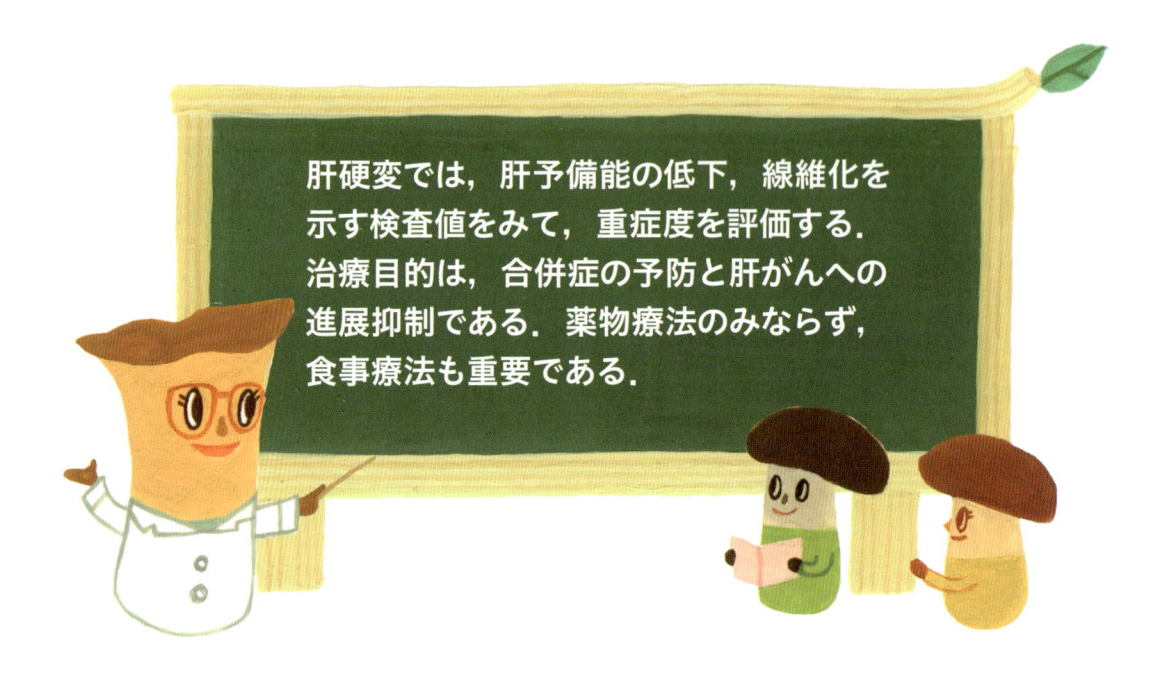

肝硬変では，肝予備能の低下，線維化を示す検査値をみて，重症度を評価する．治療目的は，合併症の予防と肝がんへの進展抑制である．薬物療法のみならず，食事療法も重要である．

井上映子 編

CASE 17

フォルテオ®自己注射時に起こった胃部不快感と服薬指導

Key words
- 骨密度（骨内伝播速度）
- Ca
- フォルテオ®

水本さん
78歳女性．骨粗鬆症の自己注射中の胃部不快感を訴えた．

Rp.

1. トラムセット®配合錠　　1回1錠　1日3回　朝昼夕食後
　　　　　　　　　　　　　　　　　　　　　　28日分
2. ボルタレン®サポ®50mg　1回1個　28回分
3. フォルテオ®皮下注キット600μg　1本
　　　　　　　　　　　　　　　1日1回　皮下に注射

検査値
骨密度（骨内伝播速度）：71歳　1,508m/s
　　　　　　　　　　　78歳　1,474m/s
血清カルシウム：11.5mg/dL

　70歳のときに第4腰椎圧迫骨折を起こし，治療としてカルシトニンを週2回筋注していた．71歳時の骨密度は若年者の平均値と同程度であった．73歳時にベネット®錠17.5mg，ロカルトロール®カプセル0.5μgの処方を開始．75歳から現在まで，肺炎の治療のためプレドニゾロンを長期服用中．ボルタレン®サポ®，トラムセット®配合薬を使用しているが，腰痛が増強し，畑仕事ができなくなった．
　X年6月，ベネット®錠17.5mgを中止し，フォルテオ®皮下注キット600μgを使用することとなった．

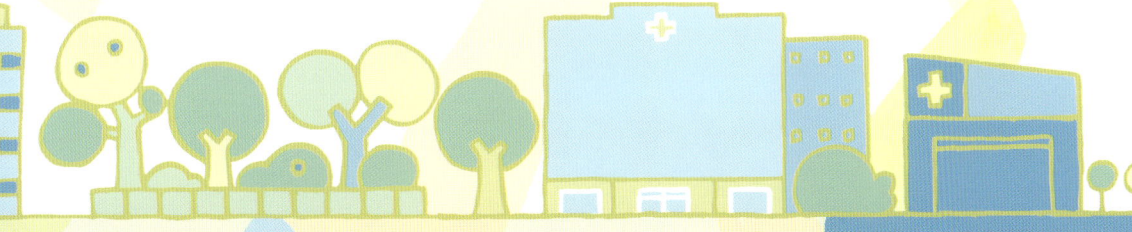

「今度，水本さんにフォルテオ®を開始するので，使い方の指導をお願いします」
「わかりました．現在の外来処方を確認しましたが，ロカルトロール®がでています．フォルテオ®は骨形成促進薬で，血清カルシウムが上がりますので，ビタミンDは慎重投与ですが，今後はどうしましょうか？」
「そうでしたね．ビタミンD_3製剤のロカルトロール®は削除しましょう」

「水本さん，フォルテオ®は4回目ですね．痛みはいかがですか？」
「腰の痛みはだいぶ楽になって，畑仕事ができるようになったよ」
「そうですか！　よかったですね．それに表情もよいし，姿勢もよくなりましたね」
「ただね，ちょっと胃がムカムカすることがあるのよ」
「胃が痛いのですか？　食事は摂れていますか？」
「胃が痛いというより，少し気持ち悪い感じ．食事はほしくないこともあるね」
「胃がムカムカして，いつもより食欲がないということですね．それは，この注射のためかどうか調べる必要があるかもしれないので，医師に聞いてきます．今日はお時間大丈夫ですか？」
「はい」

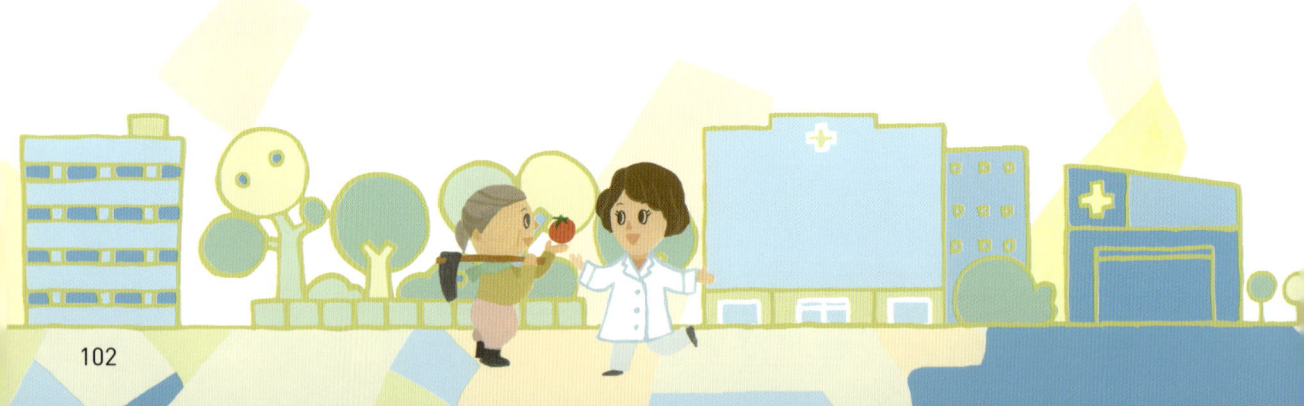

「先生，水本さんの腰痛は大変軽減しているようです．ただ，胃部不快感を訴えられています．カルシウムを測ったらよいかと思われますが，今日はどうしましょうか？」
「そうですか．カルシウムは今から追加で検査しておきましょう．今日もお元気だったし，継続できると思いますが，検査結果をみてから考えましょう」
「わかりました．お願いいたします」

「水本さん，今日，採血した結果で先生の指示を聞きますから，少しお待ちくださいね」
「ありがとう…．ところで，カルシウムのことを仰ってたけど，私はカルシウムが足りていないんでしょ？ 健康食品でも買って飲んだ方がよいのか聞きたかったのよ」
「この薬を使っているときは血液中にカルシウムが溶け出しますから，わざわざ追加しなくてよいですよ．逆に血液中のカルシウムが増えすぎると，気持ちが悪くなることもあります」
「そう？ 実は牡蠣の殻で作ったサプリメントをのんでいたの」
「そうなのですね．ベネット®のときと違ってカルシウムは積極的に追加しなくても大丈夫です．"気持ちが悪い"症状に影響があったかもしれないので，先生にもお伝えしておきますね」

　検査結果が出て，フォルテオ®は継続となった．サプリメントと投与時間について指導を行い，今後も様子観察となった．

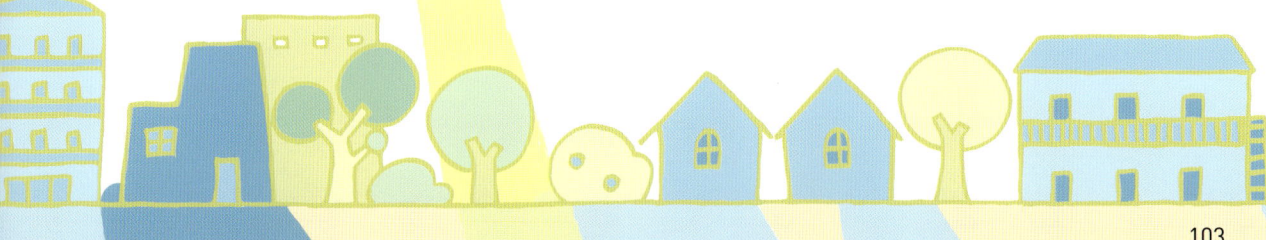

解説 EXPLANATION

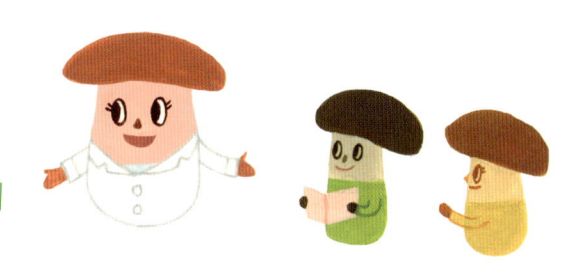

　水本さんの71歳時の骨密度1,508m/sは，若年者の平均値（YAM）に比べ70～80％相当値の領域で，判定は正常である．78歳時の1474m/sは，YAMに比べ70％未満を表し，骨粗鬆症と診断された．正常であっても，①過去の腰椎圧迫骨折，②女性，の危険因子が2項目あり，70歳から骨粗鬆症の治療を行っていた．以後，呼吸器疾患のため，プレドニゾロンを3年間服用したことにより，さらに骨密度の低下がみられ，錐体骨折の既往もあることからテリパラチドを使用することとなった．

　骨粗鬆症では，食事指導としてカルシウム，ビタミンD，ビタミンKの積極的摂取が勧められる．しかし，フォルテオ®は活性型ビタミンD[1α,25-(OH)2D]産生作用を介し，カルシウムの腸管吸収を増大させ，尿細管再吸収を増大させる作用があり，血中カルシウム濃度が上昇するため，ビタミンD製剤の併用は慎重投与となっている．そのため，継続服用していたロカルトロール®について疑義照会したところ，削除された．

　テリパラチドの投与後には図のような血中動態を示す．C_{max} 227 pg/mL，

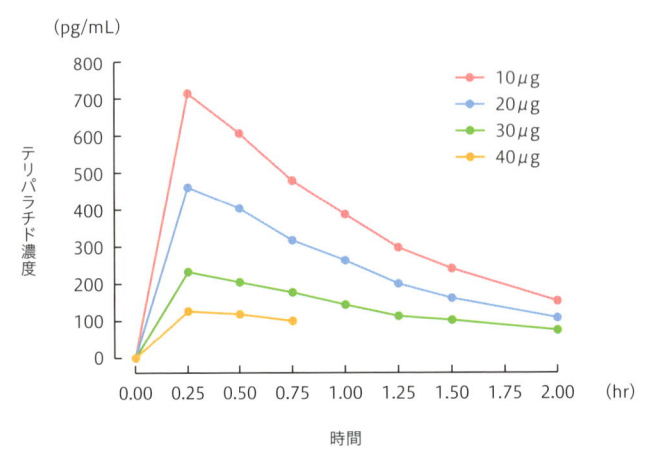

● 図　テリパラチドの薬物動態
（フォルテオ®医薬品インタビューフォーム，2014年7月（改訂第9版）より引用）

T_{max} 0.25 hr，$t_{1/2}$ 0.708 hr である．本剤の薬理作用により，投与後約4～6時間を最大として一過性の血清カルシウム値上昇がみられる．

また，血清カルシウム値は投与後16時間でほぼ基準値まで下降することが知られている．今回，水本さんに胃部不快感が現れたことについて，カルシウム値の上昇が疑われたので，血清カルシウム値の検査依頼を行った．

今回の採血時間は，朝注射施行後6時間程度経過している．カルシウム値としては，上昇がみられる時間帯と考えられるのでピーク時の数値と考える．

『ステロイド性骨粗鬆症の管理と治療ガイドライン2014年改訂版』（日本骨代謝学会）が改訂され，骨折のリスクをスコアで評価し，薬剤の推奨度を3段階で示された．それによると，既存骨折，年齢，ステロイド投与量，椎体骨密度をスコア化し，3以上で薬物療法を開始する．本症例のように既存骨折がある場合，スコアは必然的に7以上となり，骨密度を測らなくても薬物治療開始の判断がつく．治療薬については，1日1回皮下注の遺伝子組換えテリパラチド（フォルテオ®）は，椎体骨折の二次予防では腰椎骨密度，大腿骨骨密度を増加させ，椎体骨折リスクを減少する点でビスホスホネート系薬より優れていると示されている．ただし，一次予防については臨床データがなく，推奨度はBとなっている．骨粗鬆症の長期管理を行うためには，テリパラチドの投与期間24ヵ月を経過したのち推奨度Aのアレンドロネート経口・点滴，リセドロネート経口などへの変更を検討する必要があることが，薬局においても容易に判断でき，骨折予防に対する服薬指導に役立てられると考える．

経過 PROGRESS

フォルテオ®開始前の処方は，トラムセット®配合錠3錠，ボルタレン®サポ®50mg，ロカルトロール®カプセル0.5μgであったが，高カルシウム血症になることがあるため，疑義照会にてロカルトロール®は削除した．

フォルテオ®開始後6ヵ月で胃部不快感の訴えがあった．血清カルシウム値11.5mg/dL（9.0-11.0）で，やや高値であった．服薬指導時に患者よりカルシウムのサプリメントを服用していることを聴取し，フォルテオ®使用時の併用を中止となった．また，胃部不快感の症状を軽減するための方策として，注射時間を朝食後から夕食後に変更することを提案した．以後，胃部不快の症状はなく継続されている．

結論 CONCLUSION

　骨形成促進薬のフォルテオ®を使用する際の注意点として，高カルシウム血症を起こしやすい活性型ビタミンD_3製剤の併用がある（添付文書では慎重投与となっている）．ビタミンD_3製剤のロカルトロール®は中止していたが，患者が服用していたサプリメントの影響，またフォルテオ®の薬理作用により高カルシウム血症を起こした可能性がある．副作用の増悪を避け，安全に薬物療法を継続できるよう，服薬指導を行う．

P#1　フォルテオ®自己注射施行中の胃部不快感

S 注射を朝食後に施行，午後から胃部不快感がある．

O 血清カルシウム値：11.5mg/dL，カルシウムのサプリメントを服用中．

A 胃部不快感は，フォルテオ®による高カルシウム血症ではないかと疑い対策を考える．

P フォルテオ®の薬物動態，カルシウム濃度の変化から，副作用が発現しても問題が少ない夕方の注射を提案した．カルシウムのサプリメントの服用は中止となった．

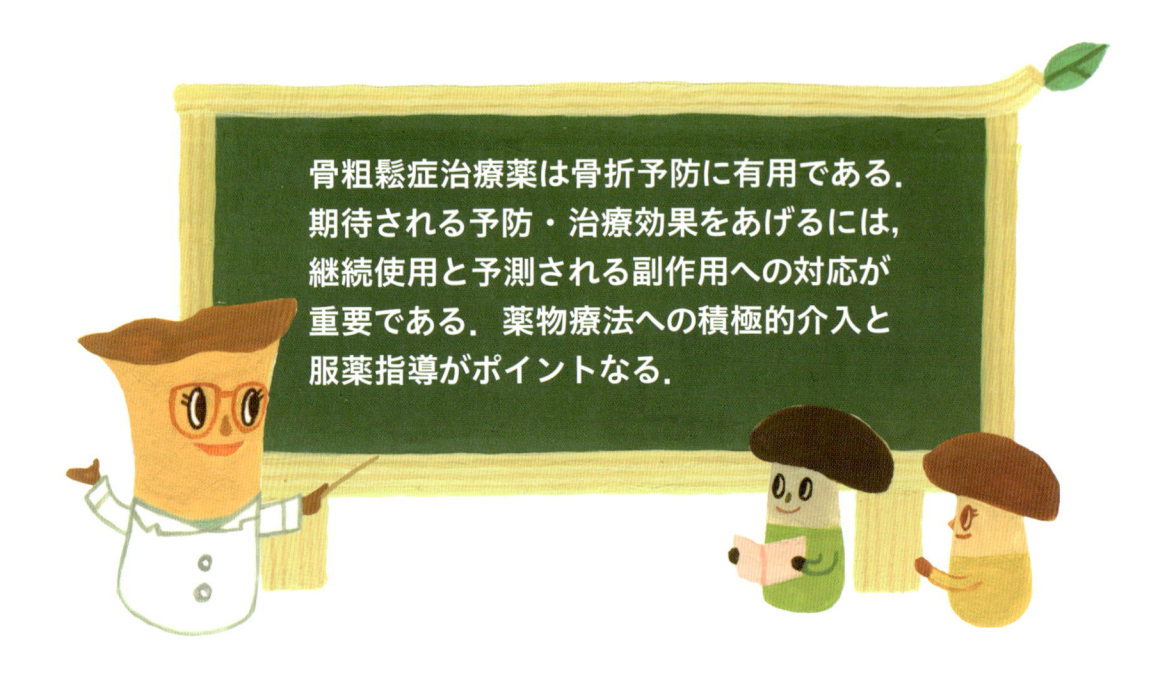

骨粗鬆症治療薬は骨折予防に有用である．期待される予防・治療効果をあげるには，継続使用と予測される副作用への対応が重要である．薬物療法への積極的介入と服薬指導がポイントなる．

井上映子 編

CASE 18

テオフィリンの相互作用の実際
―CYP1A2の代謝酵素誘導を考える

key words
- テオフィリン濃度
- 振戦
- クラリス®

谷村さん

64歳女性，身長148cm，体重55kg．喫煙：10本/日

Rp.

1. メインテート®錠2.5mg 　　　1回1錠
   プレドニゾロン錠5mg 　　　1回1錠
   ネキシウム®カプセル20mg 　　　1回1カプセル　1日1回　朝食後
2. クラリス®錠200mg 　　　1回2錠
   テオドール®錠100mg 　　　1回2錠　　　1日2回　朝夕食後
3. シングレア®錠10mg 　　　1回1錠　　　1日1回　就寝前
4. シムビコート®タービュヘイラー® 　1日1回　　　1吸入

　気管支喘息で受診中．入院の5日前から発熱し，体温は39℃であった．自宅ではボルタレン®サポを使用していた．喘鳴の増悪がみられたため，もっていたシムビコート®を使用するも，改善がみられず，当院を外来受診．ステロイドの点滴治療を受けた．

バイタル・検査値など

SpO_2 81％，インフルエンザ抗原（－）
BUN 16.9mg/dL，Scr 0.8mg/dL，Na 133mEq/L，
Cl 91mEq/L，K 3.5mEq/L，CRP 6.5，WBC $1.1 \times 10^4/\mu L$
胸部X線より右肺炎所見あり

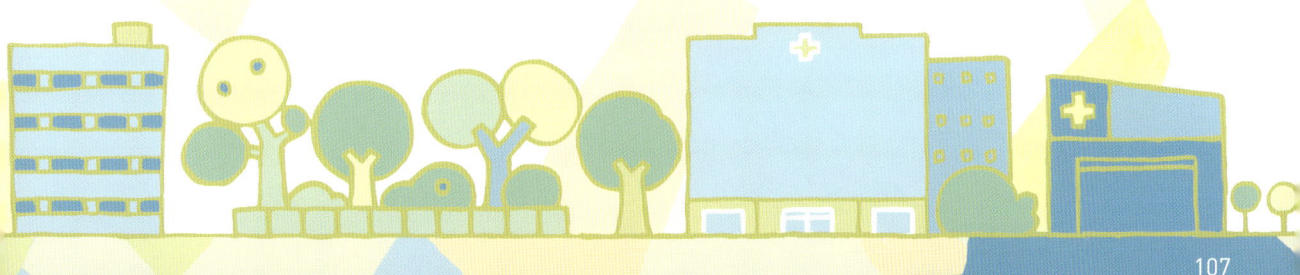

「谷村さんをみましたが，振戦がひどく，頻脈もありますね」
「以前から振戦はみられたけど，今日はさらに悪化しているんだよ」
「テオドール®の副作用に振戦，頻脈があり，その影響ですか？」
「それは否定できないのだが…．以前から血中濃度を測っても高くなることはないんだ．今回も測定に出したから後でみてみよう」

「テオフィリン血中濃度は10.4μg/mLです」
「そんなに高くないよね，有効血中濃度の範囲内でしょ？」
「テオドール®のインタビューフォームには，有効血中濃度は8〜20μg/mLと記載されています．日本TDM学会などでは治療域が5〜15μg/mL，小児および高齢者では5〜10μg/mLが推奨されています」
「ということは，正常範囲内なのに効き過ぎていることが考えられるね．以前は7μg/mLくらいだったから」
「クラリス®との相互作用が考えられます．代謝酵素を阻害するので，テオフィリンの血中濃度が上がることが考えられます」
「なるほど，しかし，クラリス®は2日前に中止して，セフゾン®に変更しているんだよね」
「…もしかして，谷村さんは禁煙中ですか？」

谷村さんに聞くと，熱がでて体調不良だったため，禁煙していた．

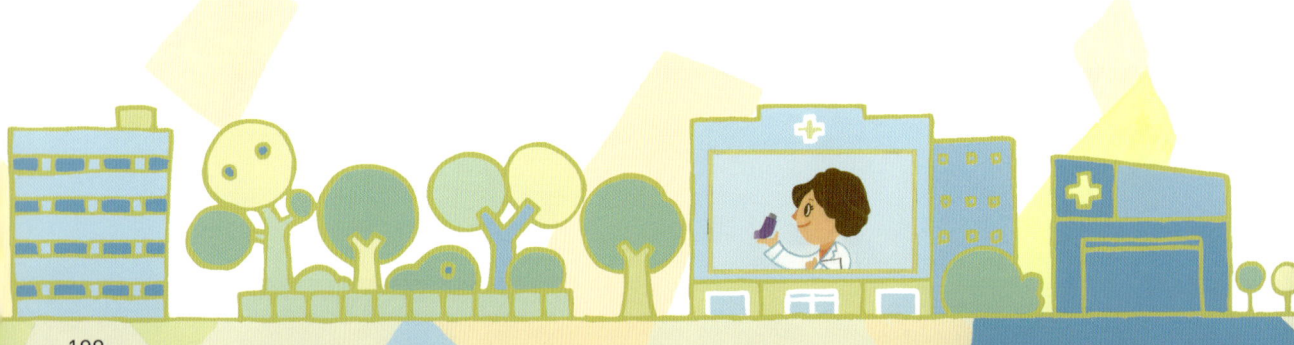

「禁煙したことにより，血中濃度が上昇したのかもしれません」
「そうか！　喫煙との関係か．病院では喫煙ができないし，この状態で安定させよう．投与量を減らすとなると，喘息のコントロールが悪いから他の治療薬を考えたほうがよいね．シムビコート®を使っているからよさそうなものだけどなぁ」
「使用状況はいかがでしたか．コンプラインス不良も考えられます」
「そうだなあ，入院中しばらくサクシゾン®点滴して吸入ステロイドに移行するから，吸入指導でチェックしてみてください」

「谷村さん，薬剤師です．今からお話ししてもよろしいですか？」
「い，いいよ」
「体の振えはまだありますね．呼吸は少し楽になりましたか？」
「うん，よくなったよ」
「今からこの吸入薬を吸っていただいてよろしいですか？」
「ううう，振えて吸えないんよ…，ダメだ」
（テスト用の笛を吸うと，吸気が弱くまったく音が出ない）

「先生，シムビコート®は，振えのためにまったく使えない状態です」
「コントロール不良のわけは，禁煙と吸入薬の不使用か…．帰る前に吸入ステロイドを使えるようにしたいね」
「以前，アドエア®エアゾールを使用されたことがありますが，こちらは使えるかもしれません」
「噴霧型を出すから，また吸入ができるかチェックしてみて」

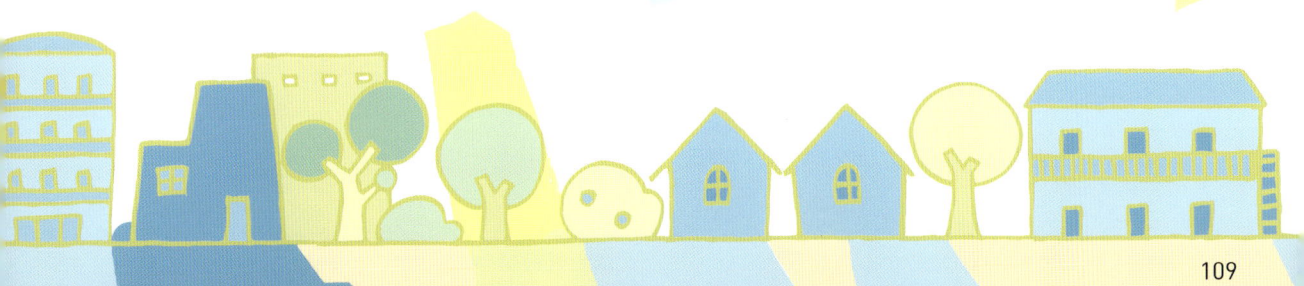

解説 EXPLANATION

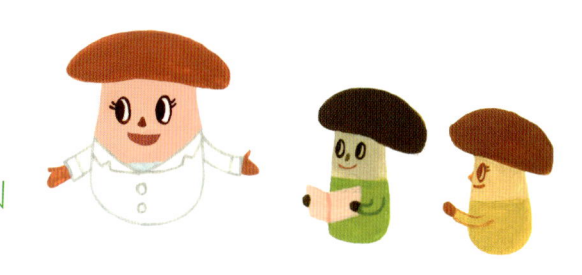

　谷村さんの振戦は，テオフィリンの中毒症状である，と仮定したが，血中濃度と今の症状の関連性はあるのだろうか？　テオフィリンの血中濃度が高くなる原因であるが，テオドール®服用中にクラリス®を服用すると肝薬物代謝酵素が阻害され，テオフィリンクリアランスが低下し，テオフィリン血中濃度が上昇すると考えられる（テオドール®添付文書より）．

　テオフィリンはCYP1A2で代謝され，喫煙は，CYP1A2を誘導するため，クラリス®と喫煙がテオフィリン濃度に関与していると考えられる．図は，谷

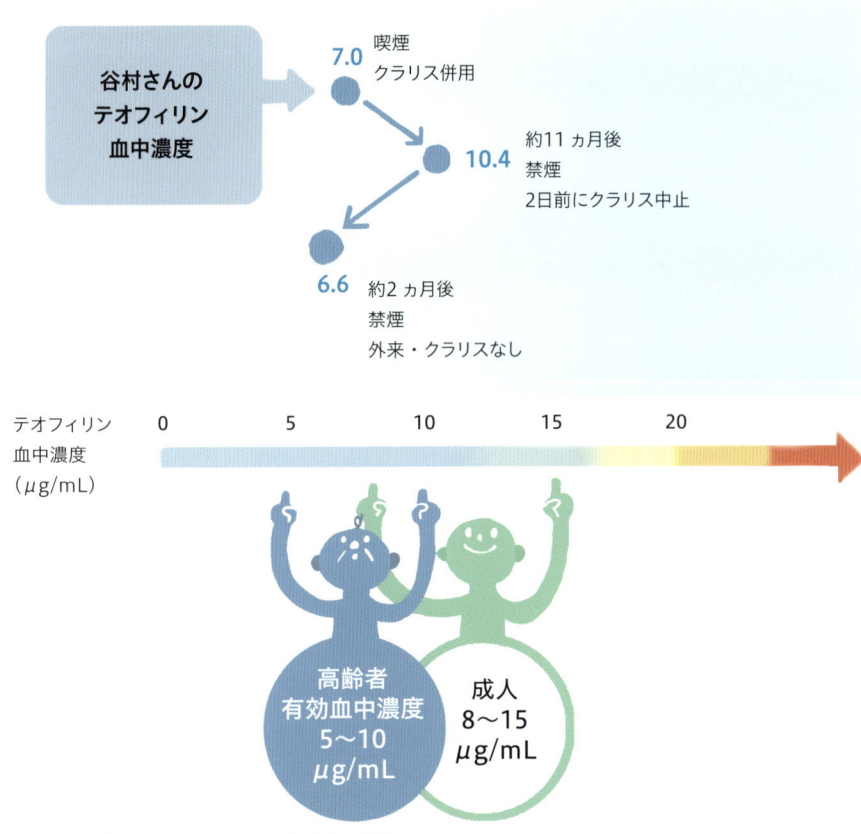

●図　谷村さんのテオフィリン血中濃度の推移

谷村さんのテオフィリン血中濃度

- 7.0　喫煙　クラリス併用
- 10.4　約11ヵ月後　禁煙　2日前にクラリス中止
- 6.6　約2ヵ月後　禁煙　外来・クラリスなし

テオフィリン血中濃度（μg/mL）

高齢者有効血中濃度　5〜10 μg/mL
成人　8〜15 μg/mL

村さんのテオフィリン血中濃度と併用薬，喫煙の状況である．

　血中濃度推移をみると，クラリス®を併用していたときにテオフィリン血中濃度は7.0μg/mLとあまり上昇していない．入院時の禁煙後の血中濃度が10.4μg/mLともっとも上昇している．その時点を中毒域とは考えにくいが，最近，日本TDM学会などでは，テオフィリンの抗炎症作用は5μg/mLから現れ，高齢者の有効血中濃度は5～10μg/mLとしている．よって，谷村さんの10.4μg/dLという数値は副作用が現れる濃度であってもおかしくないと考えられる．

　入院前の体調変化を起こす前は喫煙中で，タバコがCYP1A2を誘導し，テオフィリンの血中濃度が低下していた．一方，吸入ステロイドも処方されていたが，吸気が弱いことや定期的に使用されていなかったことからコンプライアンス不良で効果が得られていなかったと考える．

　さらに，喘息の増悪の原因として次の2つの点も考えた．

❶ メインテート®はβ_1受容体に選択性があるので喘息には禁忌ではなく，慎重投与である．この患者へは上室性頻拍で長期服用しているが問題なかった．しかし，今回，喘息のコントロールが不良であるため注意する．

❷ ボルタレン®ほか，NSAIDsはアスピリン喘息に禁忌である．処方歴に，腰痛症にハイペン®を長期服用し，ボルタレン®サポも使用経験があるため，アスピリン喘息はないと考えた．

経過 PROGRESS

入院1日目：内服中止
　　　　　　ネオフィリン®注1A，サクシゾン®注射用　200mg投与
　　　　　　アベロックス®錠400mg　1回1錠　朝食後
入院3日目：サクシゾン®点滴からシムビコート®に切り替え
　　　　　　⇒吸入できず，アドエア®エアゾールに変更．
　　　　　　テオドール®錠100mg　1回2錠　朝夕食後
　　　　　　シングレア®錠10mg　1回1錠　就寝前　再開
18日目：軽快退院
退院後外来受診継続　テオフィリン濃度を測定し，6.6μg/mLであった．
　　　　　　　　　声かけにて禁煙を継続．喘鳴，振戦は軽減している．

結論 CONCLUSION

　気管支喘息に，ハイリスク薬のテオドール®とメインテート®が処方され，振戦，頻脈を起こしている．β遮断薬による喘息の増悪の可能性もある．ハイリスク薬のモニタリングは病院，薬局とも必要であり，血中濃度とバイタルサインチェックを行う．

P#1　喘息治療中の肺炎で症状増悪，振戦が増悪

- **S** 喘息治療中に四肢，体幹に振戦
- **O** 肺炎像（＋），喘鳴（＋），禁煙，シムビコート®使用も無効
- **A** テオフィリンの副作用の振戦と考えるが，いくつか考えられる増悪した原因を回避する．服薬指導による喘息管理を十分に行い，コントロールを図る
- **P** テオフィリンの血中濃度上昇がみられたのは，禁煙のためと考えられた．吸入薬を定量噴霧型（MDI）に変更し，喘息のコントロールができるようにする．禁煙継続，吸入ステロイドの指導，テオドール®のモニタリングを行い振戦を軽減する．

P#2　喘息のコントロール不良

- **S** シムビコート®，テオドール®で長期管理中．頻脈のためメインテート®を常用．
- **O** 頻脈　脈拍数130回/min
- **A** メインテート®を中止する．頻脈が起こらないよう，テオドール®を最小限にとどめる
- **P** 退院後は，禁煙を施行，テオフィリン，シングレア®，アドエア®での喘息長期管理が良好となり，テオフィリンの中止が可能となった．

参考文献
田中　潤ほか：高齢者におけるテオフィリンの薬物動態の変動要因．TDM研究，26（2），2009．

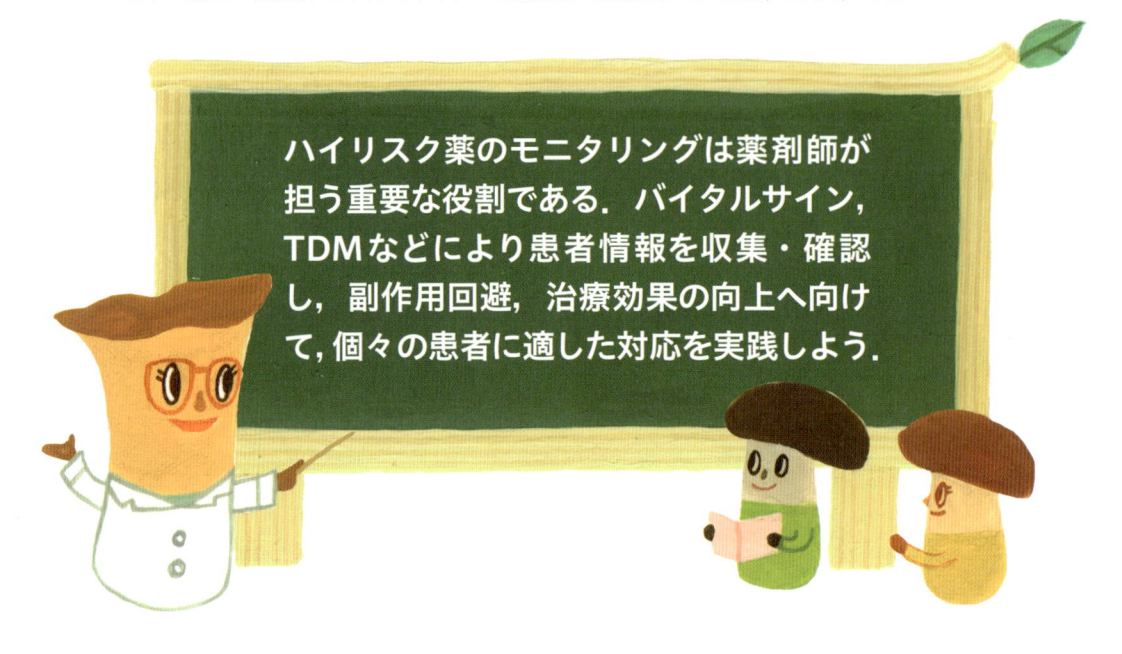

> ハイリスク薬のモニタリングは薬剤師が担う重要な役割である．バイタルサイン，TDMなどにより患者情報を収集・確認し，副作用回避，治療効果の向上へ向けて，個々の患者に適した対応を実践しよう．

井上映子 編
CASE 19
関節リウマチ患者が使用する生物学的製剤の薬物治療モニタリング

key words
● RF　● CRP　● WBC　● 心電図　● アクテムラ®

林さん
45歳女性．体重53 kg．

Rp. (X-5年)

1. プレドニゾロン錠　1回1 mg錠×3錠，5 mg錠×1錠　　朝食後
2. リウマトレックス®カプセル2 mg　5カプセル
   土曜日：朝2カプセル，夕1カプセル，日曜日：朝2カプセル
3. フォリアミン®錠　1回1錠　　　　　　　　　　火曜日　夕食後
4. タケプロン®OD錠15 mg　1回1錠　1日1回　　　　　夕食後

　5年前より，右手関節，手背，右上腕部の痛み，朝のこわばりを訴え受診．RF（リウマトイド因子）は28 U/mL（基準値：0〜20）で関節リウマチ（RA）と診断され，内服治療を行ったが半年後にはRF 150となっていた．

検査値など
WBC 9,800/μL，CRP 3.6 mg/dL，RF 150 U/mL
DAS 28 = 3.55
（T：5，S：8，CRP 3.6 mg/dL，VAS：0）

<small>DAS：症状の強さを示す数値　　　　T：圧痛関節数
VAS：痛みを測るものさし0〜100 mmの位置　S：腫脹関節数</small>

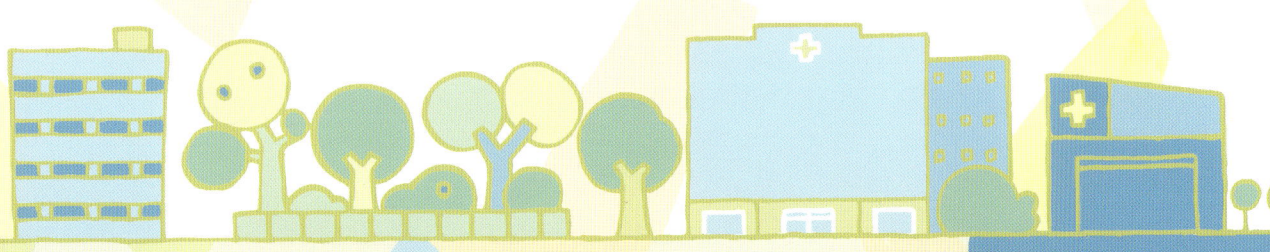

X-5年

「林さん，内服で調子はよさそうですが，CRPと体調を加えた数字を出すと少し活動性があるんですよ」

「それは治っていないということですか？ 手を使う仕事なので，痛みがひどくなると困るんですが…」

「今は新しい治療法があり，注射で症状を抑えることもできますよ．ステロイドやリウマトレックス®を減らすことも可能です」

「そうなんですか！ ぜひお願いします」

X-2年

「先生，手の腫れがひどく感じることがあります．今日は体調も悪いです」

「レミケード®を3年続けたのですが，リウマトイド因子RFが32，CRPが1.2，DAS 28が2.7で少し元に戻りましたね．よいときはRFもCRPも陰性化し，寛解といえたのですが，くすりが効きにくくなっています．でも，別のくすりで自分の家でできる注射があるのですが，効果は期待できます」

エンブレル®50 mgを1年間自己注射し，DAS 28 1.8であったが骨びらんのひどい部位の局所的な痛みが増悪し，半年間，生物学的製剤を中止した．

「先生，林さんの状態ですが，プレドニゾロンが3 mgから8 mgに，リウマトレックス®は12 mgに増量になりましたね」

「CRPは0.3，RF 24，DAS 28 3.3か．TNF-α阻害薬を使ったら，また抗体ができるかな」

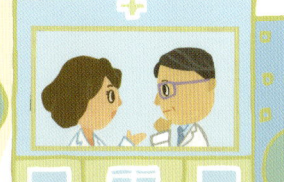

「林さんは途中で頻脈が出現したことがあります．TNF-α阻害薬ではうっ血性心不全に禁忌となっています．アクテムラ®ですと心臓に対する影響は認められていませんが，インターロイキン6（IL-6）は心筋細胞を保護するという報告があります」
「そうだね．ステロイドを減らせる可能性も高いから，心エコーにも注意しながらIL-6阻害薬に変えてみようか」

「林さん，今度はまた種類の違う注射剤を使います．IL-6という炎症を起こす物質を抑えて炎症を軽くします．この薬を使うときに最とも注意してほしいことは感染症です」
「感染症のときは白血球とかCRPが上がるんでしたよね」
「そうなんですが，しかし，この薬はCRPや発熱を抑えるので，気づかないことがあるのです．血液検査と痛みのスコアでも効果判定をします．動悸がしたり，咳がでたりしたらすぐ教えてください」

アクテムラ®施行4ヵ月後に医師から相談があった．
「RFが9であまり効果が上がらないので，点滴静注にして増量してみようかと思っているんだ」
「先生，アクテムラ®は効果が出るのが遅く，3〜6ヵ月かかると聞いています．それと，前回施行した数日後にかゆみを訴えられて，その原因がアクテムラ®かどうかわからないのです」
「そうだね，あと数回は様子をみないといけないね」

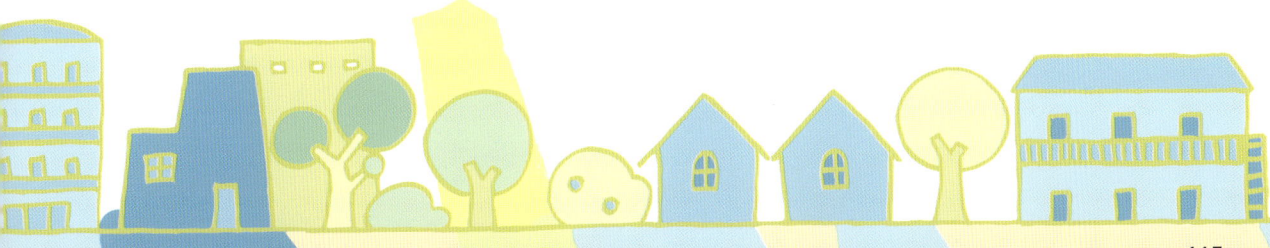

解説 EXPLANATION

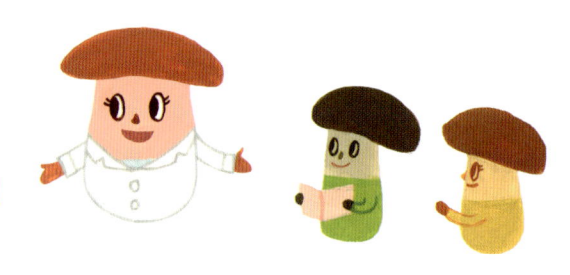

　関節リウマチ治療には，メトトレキサート，ステロイド，生物学的製剤を含む抗リウマチ薬の併用療法が勧められる．また近年，生物学的製剤はTNF-α阻害薬，IL-6阻害薬，分子標的薬のすべてが同列に位置付けられた（欧州リウマチ学会2013）．

　林さんは，生物学的製剤の処方検討時にはレミケード®が追加された．レミケード®は，一部がマウス由来のタンパク質でできたキメラ型モノクローナル抗体で，投与後に過敏症を起こしたり，長期使用により抗体ができたりする．次に選択したエンブレル®は，完全ヒト型可溶性TNFα/LTαレセプター製剤である．単剤でも有効性が認められている．過敏症は少ないがレミケード®と同様，感染症の副作用が多く（97.1％），また，心不全が悪化，発症することがある．アクテムラ®は，ヒト化抗ヒトインターロイキン6（IL-6）レセプターモノクローナル抗体で単剤で有効性を示す．オートインジェクターで手関節の痛みがある患者にも投与できる．重篤な副作用としては，どの生物学的製剤にもアナフィラキシー，感染症，間質性肺炎，血球減少，心不全などがある．

　投与中の検査として，RF，CRP，WBCをみる．侵襲性の少ない評価スコアとして欧州リウマチ学会のDAS28-CRP，DAS28-ESR（血沈）がある．DAS28は，肩関節×2，肘関節×2，手関節×2，手指×20，膝関節×2の28関節，患者の健康状態（VAS）とCRPを計算式に代入するのであるが，計算が複雑なので，アプリで計算するとよい．

　VASは，100 mmの横線の左端を「痛みなし」，右端を「最悪の痛み」とした場合，患者の痛みの程度を表すところに印を付けて評価するものである．痛みだけでなく倦怠感，食欲などの全般症状を表すこともあるが，リウマチの寛解判定についてはあいまいな問いをせず，関節炎，炎症を重点的に聞く．

経過 PROGRESS

　1剤目，2剤目としてTNF-α阻害薬のレミケード®とエンブレル®をそれぞれ3年間と1年間投与し，症状緩和がみられたが，1剤目は発熱と炎症反応の

悪化で中止，2剤目は局所的に炎症が増悪したため中止した．半年間の生物学的製剤休薬中に炎症反応が上昇し，3剤目にIL-6阻害薬のアクテムラ®を選択し開始した．4ヵ月目に，RFは23から9に改善するも局所的な骨びらんのための疼痛が改善せず，静注への変更・増量を検討した．しかし，非TNF-α阻害薬は効果発現に6ヵ月かかるため様子観察となった．そのとき，施行後数日で皮膚瘙痒感の訴えがあり，薬剤との因果関係が不明であったが，以後異常なく，局所的な疼痛が緩和し，アクテムラ®皮下注を継続している．

　X年の現在，感染症，心機能異常はみられず，関節圧痛部位：4，腫脹部位：6，VAS：0と改善がみられ，リウマトレックス®10 mg＋プレドニゾロン3 mgを併用中である．

ミニレクチャー　関節リウマチの薬物治療モニタリング

　各種DMARDs，TNF-α阻害薬では，治療の評価としてDAS 28（ダス）が使用されることが多い．IL-6阻害薬ではCRPの上昇や発熱がみられないため，DAS 28-CRPでモニタリングすることができない．そこで，新しい寛解基準として米国リウマチ学会（ACR）・欧州リウマチ学会（EULAR）ではSDAI（エスダイ）を使うことが勧められている．DAS 28は平方根の計算が必要であるが，CDAI，SDAIは足し算のみでできる．

　CDAI＝腫脹関節数＋圧痛関節痛＋CRP（mg/dL）＋患者VAS（cm）＋医師VAS（cm）
　SDAI＝腫脹関節数＋圧痛関節痛＋患者VAS（cm）＋医師VAS（cm）

　また，県立岐阜薬科大学では，関節リウマチ治療中の薬物濃度測定や遺伝子多型解析を用い，個別化療法を目指した臨床研究が行われている．薬効モニタリングに役立つことが期待できる．

● 表　各評価法による疾患活動性カテゴリ

	寛解	低疾患活動性	中等度疾患活動性	高度疾患活動性
DAS 28-ESR	＜2.6	2.6－3.2	3.2－5.1	＞5.1
DAS 28-CRP	＜2.3	2.3－2.7	2.7－4.1	＞4.1
SDAI	≦3.3	＞3.3≦11	＞11－26	＞26
CDAI	≦2.8	≦10	≦22	＞22

（新しい疾患活動性評価法と臨床的寛解基準より改編：Bristol-Myers Squibb）
　林　秀樹ほか：薬効モニタリングの実践16　関節リウマチ．薬局，62（9）：3216-3221，2011

結論 CONCLUSION

　関節リウマチの生物学的製剤は自己注射可能な皮下注シリンジやオートインジェクターがあり，保険薬局で服薬指導することが可能である．IL-6阻害薬はCRP，発熱を抑えるため，薬効モニタリングにCRP値を含むDAS 28を使うことができない．また，効果判定に約6ヵ月かかるため，この期間中は患者の全般症状，局所症状の緩和についてステロイド，メトトレキサートなどの継続が不可欠である．目標としてステロイドなどの減量，中止，寛解，バイオフリーを目指すため，感染症などの副作用の予防と早期発見をチームで行う必要がある．

P#1 関節リウマチ．抗リウマチ薬，MTX，PSL併用で反応性が低下した患者に生物学的製剤を使用．寛解，再燃し製剤を変更し継続中．

S 関節痛，特に局所の疼痛が増悪，皮膚瘙痒感

O 生物学的製剤レミケード®，エンブレル®併用療法を施行，症状緩和，寛解が得られたが，抗体産生し再燃．アクテムラ®を追加した．4ヵ月後に効果判定し，増量を検討した．同時期に瘙痒感が出現した．
再燃時からアクテムラ®4ヵ月施行，RF 23→9，CRP 0.1→0，WBC 7,800→6,300，CDAI 17で中等度活動性あり．

A 活動性をさらに改善するため，アクテムラ®を静注したいと医師から提案あり．瘙痒感が出現したので投与時の変化を注視し投与量を再考する．

P アクテムラ®の効果発現には6ヵ月程度かかる．アクテムラ®皮下注を継続し，副作用発現に注意しながら，リウマトレックス®，プレドニゾロンの減量，寛解を目指す．

参考文献
六反田 諒ほか：最新の治療ガイドライン．月刊薬事，55（9）：1503-1509，2013．
川尻真也ほか：トシリズマブの上手な使い方．月刊薬事，55（9）：1538-1541，2013．

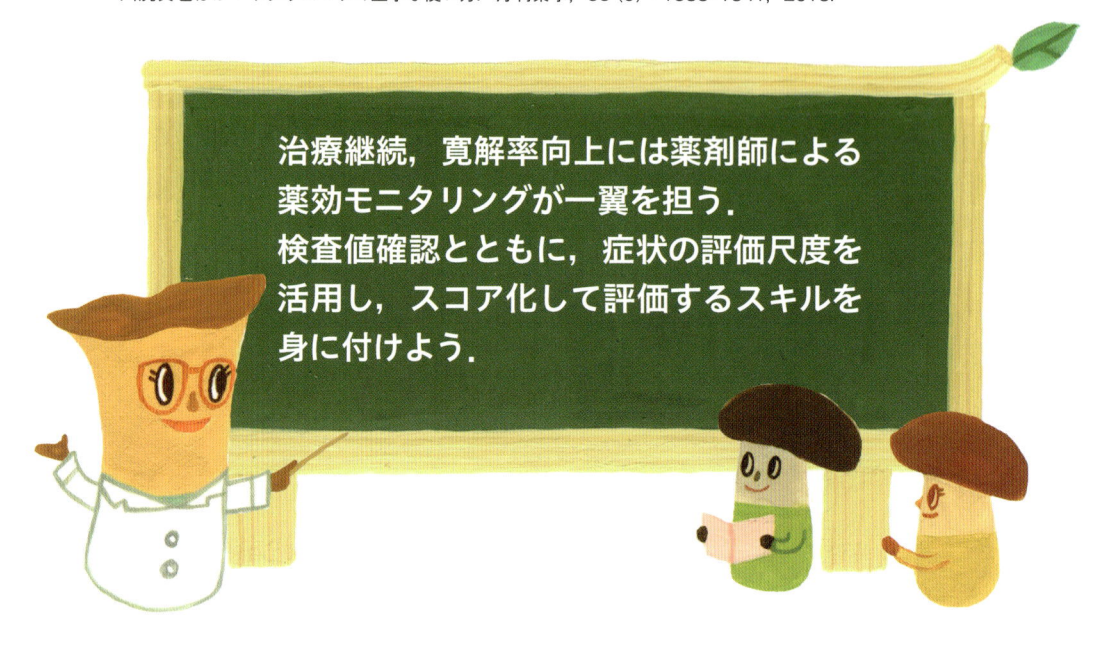

治療継続，寛解率向上には薬剤師による薬効モニタリングが一翼を担う．
検査値確認とともに，症状の評価尺度を活用し，スコア化して評価するスキルを身に付けよう．

井上映子 編

CASE 20
腎機能障害に注意！疼痛管理に使用する薬剤の調整

key words
- Scr
- リリカ®
- ロキソニン®
- ボルタレン®

豊平さん
58歳女性．身長150 cm，体重57 kg〔IBW（基準体重）：49.5 kg〕

Rp. 持参薬

1. ロキソニン®錠60 mg　　　　1回1錠　1日3回
   メリスロン®錠12 mg　　　　1回1錠　1日3回　　朝昼夕食後
2. リリカ®カプセル150 mg　　1回1カプセル　1日2回　朝夕食後
3. ランソプラゾールOD 15 mg　1回1錠　　　　　　寝る前
4. ボルタレン®サポ®50 mg　　1回1個
5. ロキソプロフェンNaテープ100 mg　1回1枚　　腰に貼付

検査値
BUN 21 mg/dL，Scr 1.0 mg/dL

　55歳時，両膝変形性関節症で全人工膝関節置換術を施行．両膝手術後もリハビリ目的にて当院受診．また腰部脊柱管狭窄症を患い，2年前より腰痛の増強も訴え，ロキソニン®，ボルタレン®サポ®を使用していた．慢性疼痛のコントロールは満足感が得られにくくなってきていた．

リリカ®投与前の検査値と診察の様子
AST 22 U/L，ALT 17 U/L，BUN 19.9 mg/dL，Scr 0.7 mg/dL
Na 143 mEq/L，K 3.7 mEq/L，Cl 108 mEq/L，PLT $30.9 \times 10^4/\mu L$

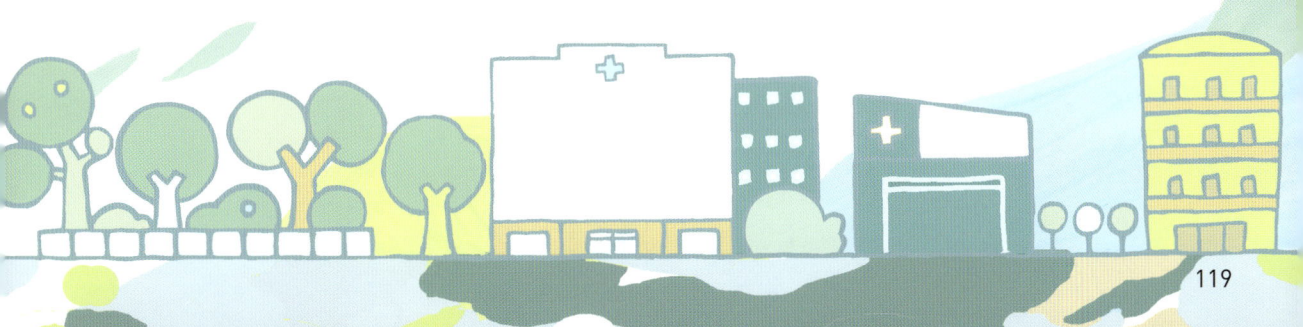

「先生，最近ロキソニン®を服用しても痛みが取れなくて，毎日ボルタレン®サポ®を使っているけど，それでも痛みが取れなくなってきていてね…．あんまり痛いからインターネットで"Pain Killer"っていうのを買ってのんでみたんですよ」

「Pain Killer？　検索すると，個人輸入のサイトでトラマドールなどの鎮痛薬を売っているようですね」

「そうそう，トラマール®．それを2回飲んだのですが，大丈夫なのかなと不安になってやめました」

「痛みは取れましたか？」

「はい！　痛みにはすごく効きました」

「では，うちに同じ薬があるからロキソニン®を変えてみましょう」

「あら，そうなんですか．早く言えばよかった」

「痛みを押さえるトラムセット®と，胃腸症状を抑える薬も一緒に処方します」

　トラムセット®でふらつきが起こり，リリカ®150 mg/dayが処方となった2週間後，リリカ®300 mg/dayに増量され，1ヵ月が経過した．

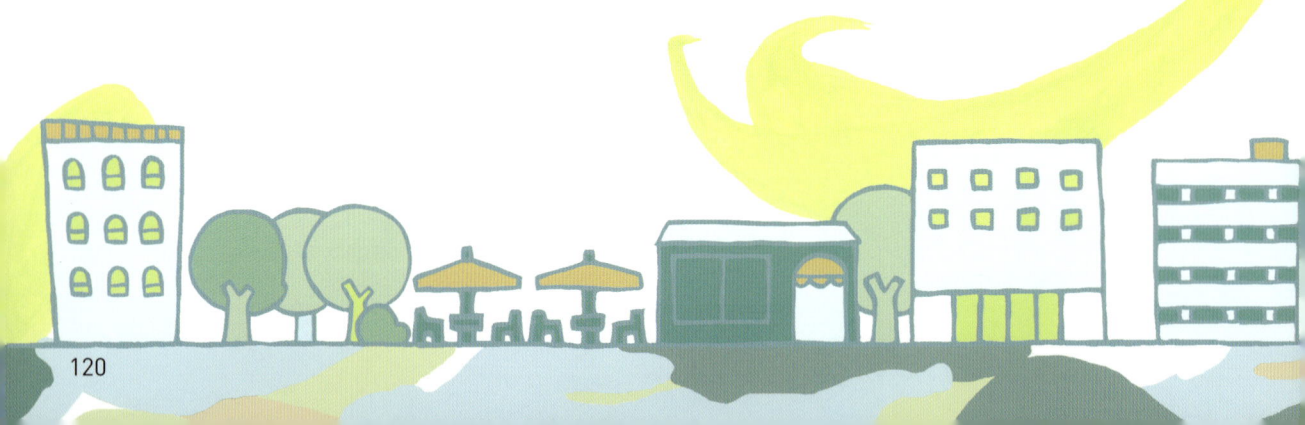

「豊平さん，リリカ®を増やしてから痛みはいかがですか？」
「よく効いています．ちょっとふらつくけど，大丈夫」
「メリスロン®も一緒に出ているから，症状は少し緩和できているでしょうか？」
「そうですね…，ただ足がね，だるくて痛いんです」
「うーん，足が浮腫んでいますね．検査で腎臓機能を確認しましょう」

「検査値を見たところ，以前よりも腎臓が弱っているようです．体重が2週間前の57 kgから58 kgになっていますね．浮腫みを取るには，薬剤の調整が必要です．薬剤師と相談しますね」

「豊平さんの今回Scrが1.0 mg/dLで足が浮腫んでいるから，ロキソニン®は中止した方がよいかな？ リリカ®は調整が必要？」
「先生，腎機能は，Ccr 48.5 mL/minに下がっています．理想体重49.5 kgをCockcroft-Gaultの式に代入して計算しています．ロキソニン®を減量し腎血流量が戻れば浮腫みを改善できます．リリカ®は腎機能で投与量を調整しますが，この腎機能ですと1日300 mgで続けることができます」
「腎機能障害の悪化を回避するには，ロキソニン®の減量だね．処方はロキソニン®を頓用にしよう．疼痛コントロールは，うまくボルタレン®サポ®を使うよう指導してください」

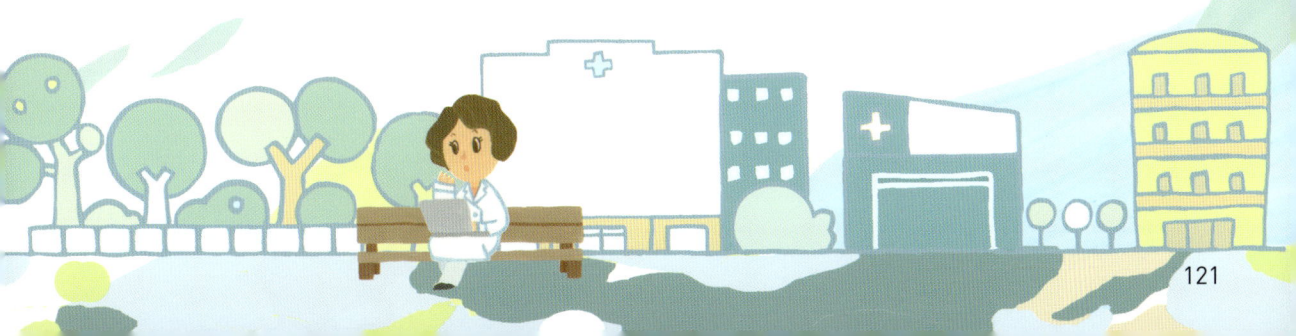

解説 EXPLANATION

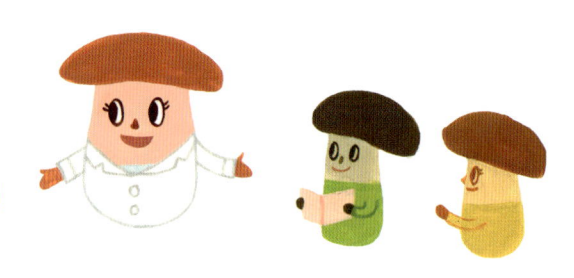

　慢性疼痛のコントロール中に，患者がインターネットで鎮痛薬を購入し併用していた．すぐに服用を中止したため，大事には至らなかった．インターネットで購入した鎮痛薬の代替薬として処方したトラムセット®では，ふらつきが出現したため中止し，神経痛に対しリリカ®，消炎鎮痛にロキソニン®も併用していたところ，浮腫と体重増加がみられた．

　リリカ®には体重増加の報告があり，ロキソニン®によって起こる腎機能障害も疑われる．

　NSAIDsではプロスタグランジン生合成を抑制するため，糸球体輸入細動脈が収縮し，腎血流量が低下する急性腎不全を起こすことがある．そのため体液量が増え，体重増加や浮腫が起こる．服用中の薬剤性腎障害を起こす薬物による副作用の頻度が増加したり，慢性的な腎機能障害を惹起することもある．ロキソニン®は半減期が1.2時間で体内から速やかに消失するため，症状が起こったら速やかに投与量を調整し，腎血流量を増加させることで腎排泄型薬剤の副作用を減らすことができる．

● 表　腎機能障害の種類と惹起する可能性がある薬剤

腎前性腎不全		NSAIDs，ACE阻害薬，ARB，活性型ビタミンD$_3$，シクロスポリンA
腎障害型		シクロスポリンA，カドミウム，鉛，NSAIDs，アリストロキア酸（中国ハーブ）
腎後性腎障害	尿細管閉塞	抗がん剤，メトトレキサート，スタチン製剤など
	尿細管壊死	アミノグリコシド系抗菌薬，アムホテリシンB，シスプラチンなど
	急性尿細管間質性腎炎	ペニシリン，リファンピシン，バンコマイシン，アロプリノール，ファモチジン，アシクロビル，オメプラゾールなど

経過 PROGRESS

　ロキソニン®錠60mg 3錠にボルタレン®サポ®50mgを処方され，さらにネット販売でトラマール®カプセル50mgを個人輸入して服用していた．疼痛コントロールはトラマール®で良好とのことから，トラムセット®配合錠3錠，ナウゼリン®3錠，ボルタレン®サポ®50mgに変更したところ，ふらつきで服用できず中止した．

　以後，リリカ®カプセル150mgを処方され，1ヵ月かけてリリカ®を300mgに増量．ふらつきは，メリスロン®で軽減していた．疼痛コントロールは良好であったが，下肢の浮腫と体重増加が出現した．ロキソニン®による腎機能障害が起こっていると疑われ，ロキソニン®，ボルタレン®サポ®は頓用することになった．

　以後，疼痛による不眠などが起こる場合は夜にボルタレン®サポ®を使用，ロキソニン®は，活動中の疼痛出現時に服用し，1日1回程度にとどめた．体重増加，浮腫の軽減がみられ，リリカ®を現状の300mg/dayで継続することができた．

ミニレクチャー　医薬品の個人輸入

　わが国ではトラマドールは処方箋医薬品であり，薬剤師が調剤し対面で交付しなければならない．海外からの個人輸入に関しては，処方箋医薬品を購入することはできるが，健康被害が起こった場合は完全に自己責任となる．ネット販売されている医薬品などについて健康被害の報告がないか，厚生労働省のHPなどから検索することは，至難の業であり，処方箋医薬品を購入し，自己判断で服用することは非常に危険であるということを薬剤師として伝えていきたい．

参考　厚生労働省http://www.mhlw.go.jp/　2014年度薬事法・薬剤師法一部改正について
　　　改正法の概要，健康被害情報・無承認無許可医薬品情報）

結論 CONCLUSION

　薬剤による腎機能障害が起こった場合，服用薬をどうすればよいか，副作用がどのような機序で起こっているのかを把握し，腎機能障害を可逆性のうちに回復させることを考える．本症例では，原因薬剤と考えられるロキソニン®，ボルタレン®を減量しながら，リリカ®を安全に継続可能な状態にすることができた．

P＃1　慢性疼痛のコントロールに鎮痛薬を併用中，腎機能障害を起こした．

- **S** 下肢浮腫，体重増加あり．
- **O** 1ヵ月でScrが0.7mg/dLから1.0mg/dLに．体重が57kgから58kgに．リリカ®300mg，ロキソニン®3錠，ボルタレン®サポ®50mg．
- **A** NSAIDsによる腎機能障害であるが，可逆性と考え，NSAIDsを減量しリリカ®を継続するよう提案．
- **P** ロキソニン®，ボルタレン®サポ®を疼痛時に使用．リリカ®は300mgで継続し副作用の出現，増悪がみられたら減量，投与中止を検討する．

参考文献
竹内陽一ほか：症状，病態生理から薬剤性腎障害を疑う，キャッチする．月刊薬事，55(13)：p2329-2333，2013．

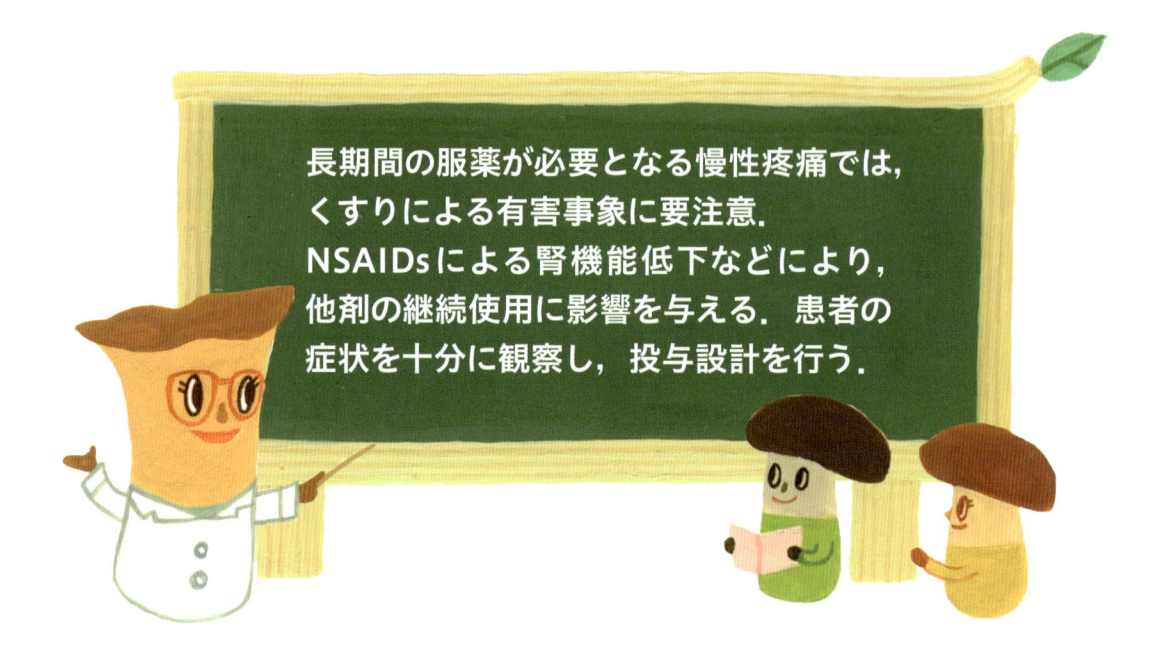

> 長期間の服薬が必要となる慢性疼痛では，くすりによる有害事象に要注意．
> NSAIDsによる腎機能低下などにより，他剤の継続使用に影響を与える．患者の症状を十分に観察し，投与設計を行う．

井上映子 編

CASE 21
低カリウム血症で判明した服薬ノンアドヒアランス

key words
● eGFR ● 血清カリウム ● カリメート®

辻川さん
64歳女性．身長153 cm，体重46 kg

Rp. 持参薬

1. アマリール®錠1 mg　　　　1回1錠　1日1回　　　朝食後
2. カリメート®散　　　　1回1包(5 g)　1日2回　朝夕食後
3. 酸化マグネシウム330 mg　1回1錠　1日1回　　　夕食後

検査値など
BUN 37.3 mg/dL，Scr 3.3 mg/dL，K 1.3 mEq/L
血糖値227 mg/dL，HbA1c 6.2％
RBC 280×10^4/μL，Hb 9.3 g/dL，PLT 12×10^4/μL

　老人ホーム入所中で，入院前日，行事のカープ観戦に参加するが，脱力感があり，7回で帰った．
　入院当日，呂律困難と右上下肢脱力感が増強し，立位が取れない状況となった．「カープが弱いけえ，力が抜けたんじゃろう！」誰もがそう思った．広島カープは4－3で勝っており，7回までは同点だった．6回にはホームランも出ているから，脱力する試合ではなかったようだ…．
　この脱力感は何が原因だろう．

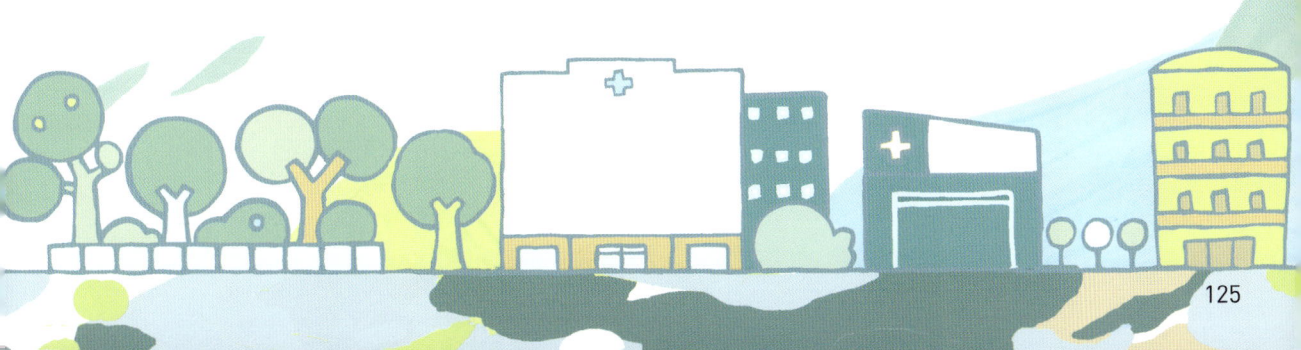

「右側の麻痺がみられるし呂律困難で，やはり脳梗塞の疑いがあるね．検査後に抗血小板薬を点滴したいけど薬は何がありますか？」

「発症から12時間以上経過していますから，オザグレルナトリウムを使いますか？」

「では，オザグレルナトリウム 40 mg 1日2回で出すので，用意して」

「わかりました」

「先生，糖尿病をアマリール®でコントロールしていて，脳梗塞ということですが，もしかしてアマリール®による遷延性の低血糖症状を起こしていて，野球観戦に出かけたことで低血糖症状が増悪したということはないでしょうか？」

「血糖値は227 mg/dL（食後4時間）だから，低血糖は否定的だね」

「そうなんですね．カリメート®，どのくらいのんでいるのでしょうね．高カリウム血症を起こしていると書かれているのですが，長期間服用するものではないですし…」

「う～ん，おかしいなあ，処方歴をみると，最近は処方されていないみたいだ」

「持参薬は，カリメート®が朝と夕に輪ゴムで付けてあります」

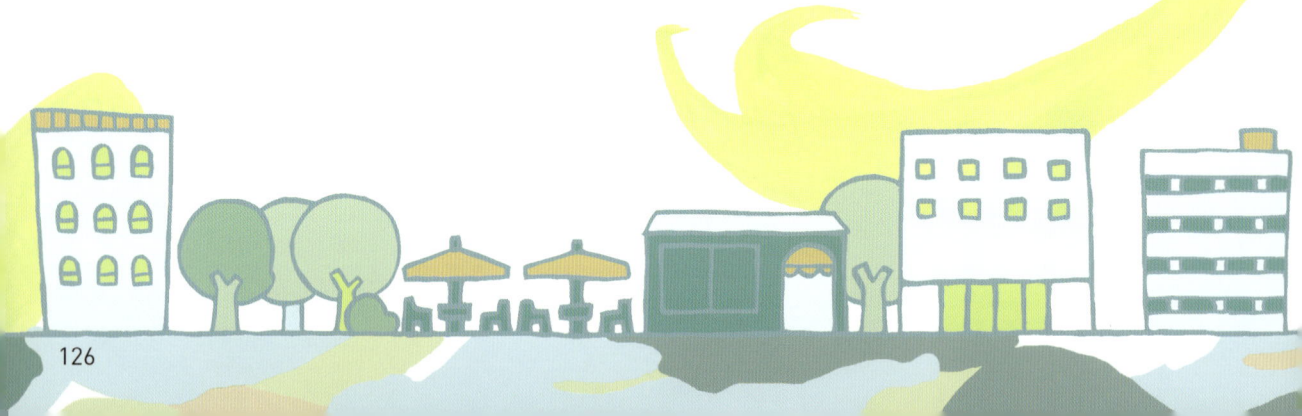

「辻川さん，わかりますか？」
「はい…」
「力が入りにくいの？」
「はい…，足が立たなかったんです」

「意識レベルは正常だし，会話もできる…．脳梗塞ではないかもしれないなあ」
「先生，ちょっと待ってください．検査値が出ましたが，カリウムが1.3です」
「脱力感はカリメート®による低カリウムか！　点滴変更，維持液にしてください」

「先生，現在の血清クレアチニン値は3.3 mg/dL，eGFRは11.8 mL/minなので糖尿病性腎症第4期ですね．それで食事はカリウム制限食になっていたようです」
「それが低カリウムに拍車をかけているということか」
「カリメート®ですが，最近は処方していないということでしたよね．でも持参薬にはしっかりくくり付けてありました」
「どうやって薬を手に入れたのだろうか？」
「考えられるのは，居室に残薬があった可能性ですね．以前の余りをのんでいたのかもしれません」

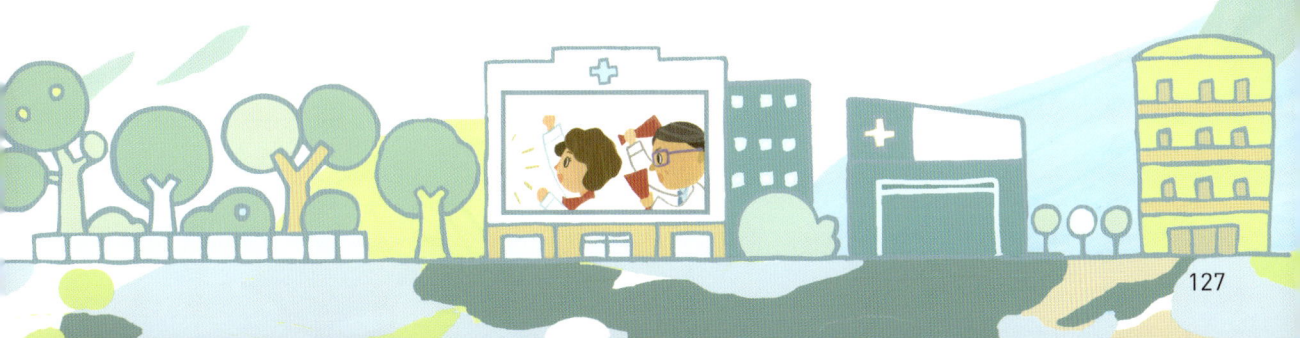

解 説
EXPLANATION

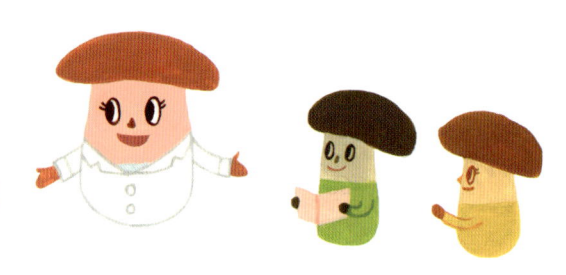

　辻川さんの脱力感の原因は，低カリウム血症であろうと考えられた．
低カリウム血症の要因としては，
①糖尿病性腎症（第4期）で高カリウム血症を起こしており，カリメート®が処方されこと
②CKDステージ4のため，カリウム制限食としていたこと

があげられる．CKD診療ガイドラインでは，食事制限として，カリウム値が高値ならば1.5g/日未満としている．

　点滴はカリウムのない開始液から維持液に変更し，翌日のカリウム値から補正用のアスパラ®カリウム注が追加された．カリウム欠乏量はどのくらいで，カリウムの投与量はどのくらいであるか，考えてみよう．

　血清カリウム値が1.3 mEq/Lなので基準値との差は，2.2 mEq/L不足している．血清カリウムが3 mEq/L以下に下がれば200〜400 mEqのカリウムが不足していると予想される．カリウム補充量として，不足量に安全係数1/5〜1/10を掛けると，

　　$200 \times 1/10 = 20,\ 400 \times 1/5 = 80$

で，20〜80 mEqのカリウムが必要となる．その濃度は，40 mEq/L以下とし，1分間8 mLを超えない速度で点滴静注する．1日の投与量は100 mEqを超えない量とする．アスパラ®カリウムは1アンプル10 mEqなので，1日2〜8アンプル必要とする．

　次に，腎機能に応じた薬剤投与量の検討をするために，腎機能を評価してみよう．Cockcroft-Gault式に，年齢64歳，体重46 kg，Scr値3.3 mg/dLを代入すると，Ccrは12.5 mL/minとなる．薬剤の排泄型を薬物動態から確認すると，アマリール®の尿中未変化体排泄量90％，バイオアベイラビリティ107％，よって，

尿中未変化体排泄率＝0.9÷1.07＝0.84

である．つまり，アマリール®は腎排泄型薬物であるので，Giusti-Hayton法で投与量を計算すると0.26 mgとなる．しかし，添付文書を確認すると，"重篤な腎障害の方は低血糖を起こすため禁忌"となっている．そこで，血糖コントロールのため，慎重投与とされるスターシス®錠30 mgが食直前に処方された．

経過 PROGRESS

　入院時，低カリウム血症と判明し，維持液の次に生理食塩水＋アスパラ®カリウムを施行した．初回は，アスパラ®カリウム1Aより開始され，4Aまで増量した．5日目から経口投与に切り替え，アスパラ®カリウム散50％ 1.5 gに変更（K：4.35 mEq含有）．

　10日目，カリウム値は3.5 mEq/Lとなり，カリウムの補充は中止した．20日目には5.8 mEq/Lとなり，アーガメイト®20％ゼリー25 gを投与開始，2日間投与し，正常値となったため中止された．

　血糖値は，スターシス®を服用し，1週間後には空腹時血糖値83 mg/dL，2時間値が117 mg/dLとなり，軽快退院となった．

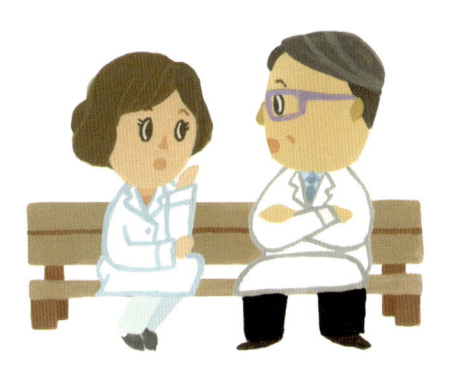

結論 CONCLUSION

　糖尿病の合併症として腎症を起こしている患者の電解質異常に対し，薬剤で調整する場合，生化学検査でモニタリングを行いながら処方設計を行っているはずである．しかし，電解質異常の原因が，不要な薬剤服用であった事例をみると，現状に合った薬剤が処方されているにも関わらず，以前処方された薬や不要な薬を保管し，使用しているケースがあると考えられる．残薬，配薬状況などへの注意が必要である．

P#1　低カリウム血症による脱力感が起こった．
- **S** 呂律困難，脱力感訴え．
- **O** 血清カリウム値1.3mEq/L，カリメート®処方．
- **A** 服薬アドヒアランス向上を図る．
- **P** お薬手帳などを使い，カリメート®を漫然と服用しないよう，服薬介助する方にわかるよう伝える．

P#2　腎機能障害重度であり，薬剤の変更を要する．
- **S** 糖尿病でアマリール®服用中．
- **O** eGFR11.8mL/minで糖尿病性腎症　第4期．アマリール®錠1mgで血糖　227mg/dL（食後4時間）．
- **A** 腎機能低下時の薬剤選択を提案し，血糖コントロールを改善する．
- **P** アマリール®錠は中止，スターシス®錠30mgに変更．

副作用の原因が，服薬アドヒアランスと関係していることがある．服薬状況の確認は，残薬チェックの確認のみならず，検査値，症状とあわせた患者の総合的な評価にも役立てていこう．

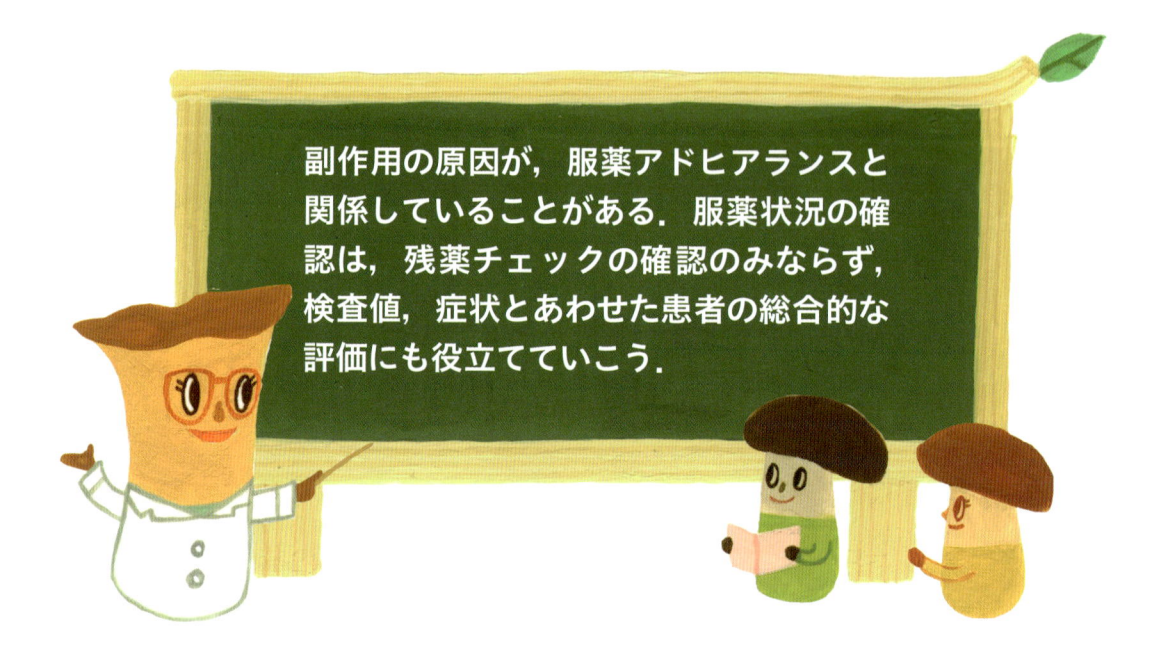

井上映子 編
CASE 22

検査値に異常がみられない抗うつ薬服用患者の臨床症状の原因を薬学的視点で解明

key words
● 四肢の皮内出血　● 痙攣　● デプロメール®　● パキシル®

福永さん
82歳女性．要支援1

Rp. 持参薬

1. デプロメール®錠50mg　　　朝1錠，夕2錠　1日2回　朝夕
2. パキシル®錠10mg　　　　　1回1錠　　　　1日1回　就寝前
3. レンドルミン®D錠0.25mg　　1回1錠　　　　1日1回　就寝前

　12年前，ヒステリー発作，不安神経症で大学病院にかかり，デプロメール®を処方された．5年前に夫が逝去し，日中は部屋に引きこもっている．パニック障害で別の病院にかかり，パキシル®が追加された．入院前日に転倒し，起立不能となり，精査・加療のため入院となった．

検査値

総タンパク 5.8g/dL，Alb 3.9g/dL，AST 25U/L，ALT 43U/L，BUN 11.9mg/dL，Scr 0.5mg/dL
WBC 7,580/μL，RBC 350×10^4/μL，Hb 10.9g/dL，PLT 16.5×10^4/μL
入院時のバイタル：呼吸平静，発熱（－），両四肢に皮下出血（＋）

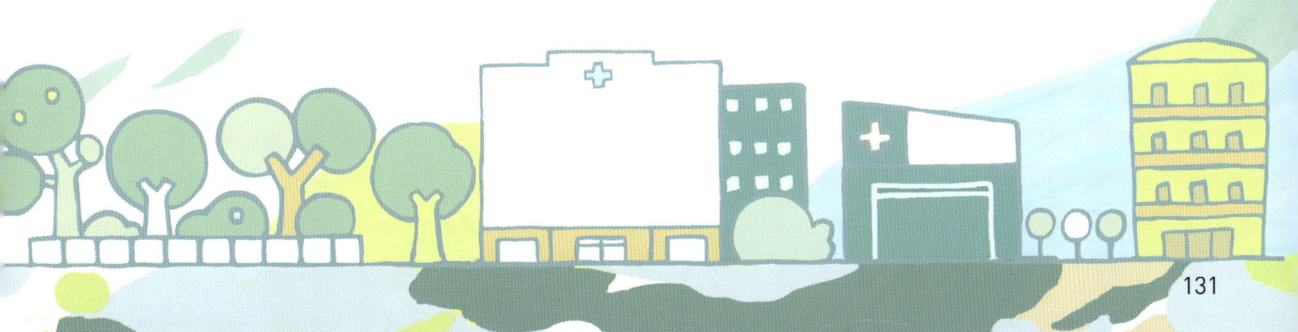

「これは，デプロメール®150 mgとパキシル®10 mgの併用だけど，福永さんにSSRIを併用する意義はあるのかな？」

「先生，デプロメール®は1日2回の薬で効果持続時間が1日1回製剤より短く，別の薬を併用する症例もよくあるようです」

「蓄積はしないのかな？」

「デプロメール®の半減期は1日150 mgだと13時間くらいで，腎排泄型薬物です．この方の腎機能は，投与量が多く高齢ですので，排泄遅延は考えた方がよいと思います」

「パキシル®は寝る前になってるけど，催眠作用を期待しているのかな？　レンドルミン®Dも処方されているし，これでも眠れないのか…」

「さらに，不眠・焦燥の副作用もあるので，これがどのように効果が出ていたのか，みる必要がありますね」

「福永さんの足の皮下出血，転倒したときの創かと思ったら，同じようなものが両上肢にあるよ」

「SSRIには出血傾向があります．副作用による皮下出血かもしれませんね」

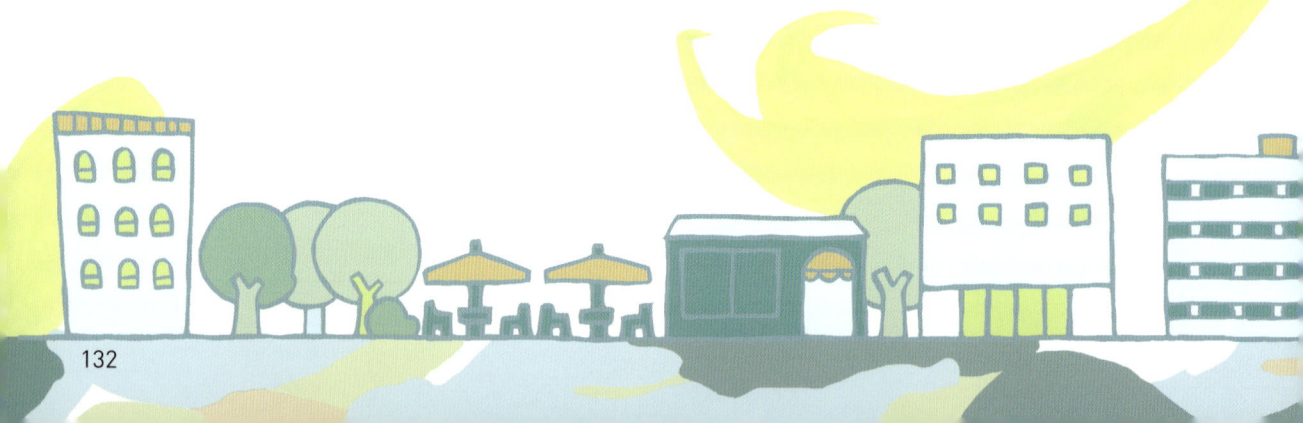

「詳しい副作用情報について後で教えて．とにかく減量しましょう．SSRIは漸減だよね．それから，抗うつ薬が必要だから，他の薬剤の候補はないかな？」
「わかりました，探しておきます」
「デプロメール®を現状のまま継続し，パキシル®は中止してください」

「先生，先日お話しした福永さんですが，痙攣を起こしています．デプロメール®の副作用かもしれませんが…」
「そうですか！ とりあえずデプロメール®を中止してください」

ミニレクチャー 近年注目されている，抗うつ薬による海馬神経新生の促進作用

2014年4月2日に発表された研究によると，通常のマウスは神経細胞のシナプス活動を増加・減少できるが，うつ病のマウスは脳の自己制御ができなくなり，抗うつ薬を投与すると回復する．今後の認知症など記憶障害を示す病態の新たな治療戦略となると期待される．

参考文献
Daisuke Ishikawa, Yuji Ikegaya et al.：Operant Conditioning of Synaptic and Spiking Activity Patterns in Single Hippocampal Neurons．Neuroscience Journal, 34(14)：5044-5053, 2014

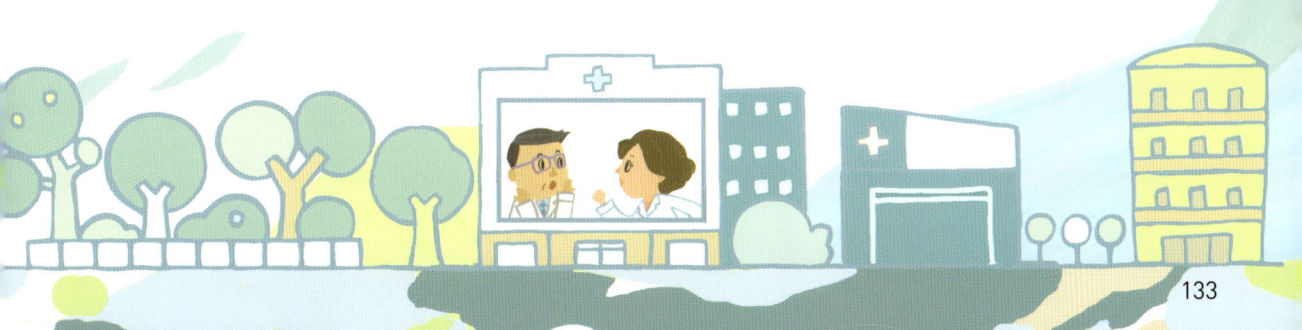

解説 EXPLANATION

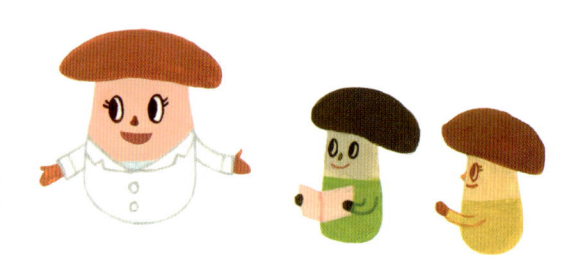

　デプロメール®は，①抗うつ作用，②抗強迫性障害作用，パキシル®は，①抗うつ作用，②抗強迫性障害作用，③抗パニック障害作用，④抗外傷後ストレス障害作用がある

　福永さんは，認知機能には問題ないが，ベッド上でも常に「くすりをください」「頭が痛い」などの訴えがあり，くすりがもらえるのかを常に心配し，説明しても同じことを聞いてきた．抑うつ，強迫性障害で抗うつ薬が必要と診断された．

　くすりの投与量が適切かどうか検討してみよう．デプロメール®の消失半減期は13時間である．パキシル®10 mgでは$t_{1/2}$は算出不能となっている．ちなみに20 mgでは14時間である．代謝酵素は両剤ともCYP2D6で，デプロメール®は1A2，3A4，2D6，2C19も阻害する．

　抗うつ薬の2剤併用で蓄積性はないか？　福永さんが高齢ということを加味すると$t_{1/2}$は以下のように推測される．

腎機能：Ccr ={(140 − 82歳)×50 kg　/72×0.6}×0.85 = 53 mL/min

　デプロメール®の尿中未変化体排泄率fuは0.74で，腎排泄型，パキシル®のfuは0.41で腎排泄型・肝消失型薬物である．

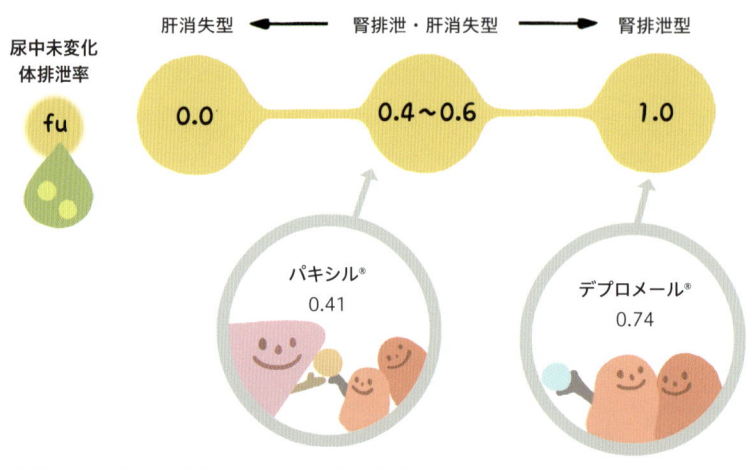

● 図　パキシル®とデプロメール®のくすりの性格

福永さんのデプロメール®の$t_{1/2} = 13/1 - 0.74 (100 - 57)/100)$は19時間となる.

福永さんの腎機能を健常人の半分と考えると,投与されたデプロメール®は成人が300 mg服用したときと同じである.半減期は1.5倍になっている.デプロメール®の蓄積が考えられるので蓄積率を求めると,$\tau/t_{1/2} = 12/19 = 0.6$で,蓄積率は3.0となる.デプロメール®100 mg単回投与時の最高血中濃度は,43.77 ng/mL,200 mgでは91.81 ng/mLである(150 mgでは最高血中濃度は55 ng/mL程度となる).蓄積率が3.0の福永さんでは,3倍の165 ng/mLとなると予想される.2剤併用されていた時点では,血中濃度が上がりやすい,代謝酵素がCYP2D6で同じであり作用点が同じことを考えると,状況であったと考えられる.

臨床症状としては,副作用の疑いはあるのかを考えてみよう.

SSRIの重大な副作用として,痙攣,せん妄,錯乱,幻覚,血小板減少などがある.また,SSRIはセロトニンの血小板への取り込みが阻害されることで血小板凝集抑制を起こす.そのため,出血傾向のある患者には慎重投与となっている.痙攣,振戦について考察すると,SSRIは,痙攣の誘発作用はなく,てんかん誘発作用は弱いか,ないと報告されている.しかし,てんかんの既往歴がある患者は痙攣を起こすことがあるとされている.福永さんには痙攣性疾患の既往歴がないため,足がバタバタ動いていた状態は,デプロメール®によるアカシジア様症状の可能性がある.

経過 PROGRESS

デプロメール®は中止され,様子をみていたが,うつ状態,頭痛など訴えが多く,ミルタザピン15 mgを1日1回寝る前に投与された.レンドルミン®Dを処方されていたが,CYP3A4で代謝されるので作用が増強すると考え,中止してもらった.以後,夜間良眠され,疼痛の訴えも減ってきた.皮内出血は次第に改善した.また,リハビリテーションと療養で歩行できるようになり,退院となった.

帰る前に患者から「くすりは,今まで通りもらえるのでしょうか」と不安感とくすりへの依存心は残った状態であったので,お薬手帳を発行し,医師にみせたら治療が継続できることをしっかり伝えた.

結論 CONCLUSION

　この症例では検査値を参照しても異常はみられない．腎機能の評価から，高齢者の薬物動態を予測し，投与量の確認を行う．血小板減少が起こっていないのに皮下出血，そして，てんかんの既往歴がないのに痙攣発作がみられた．臨床症状を薬理作用，副作用情報から解明すると，腎機能が低下している患者さんへ腎排泄型薬物のデプロメール®を投与すると，健常人より血中濃度が高くなり，副作用が発現しやすい状態になると解析された．

P#1　転倒した受傷部位以外に皮下出血が多数ある

- **S** 歩行中に転倒，両四肢に皮下出血あり．
- **O** 血小板 167,000，デプロメール®，パキシル®服用中．SSRIの副作用に出血傾向がある．
- **A** 出血傾向の副作用と考え，薬剤の変更を検討する．
- **P** SSRIを中止し，NaSSAに変更し症状の改善と副作用軽減を図る．

P#2　SSRI投与中に下肢の振戦が起こった

- **S** パキシル®中止，デプロメール®継続・漸減中に，下肢に痙攣発作．
- **O** てんかん既往歴なし．SSRIの副作用を検索．てんかん誘発作用，振戦，アカシジア様症状．
- **A** 下肢の震えはSSRIの副作用ではないかと考え，抗うつ薬の変更を検討する．
- **P** デプロメール®を中止し，NaSSAに変更．眠気に注意する．

参考文献
菅野　彊 著, 小西廣己 監修：薬物動態を推理する55Question 一歩踏み込んだ疑義照会と服薬指導のために. p39, 南江堂, 2011.

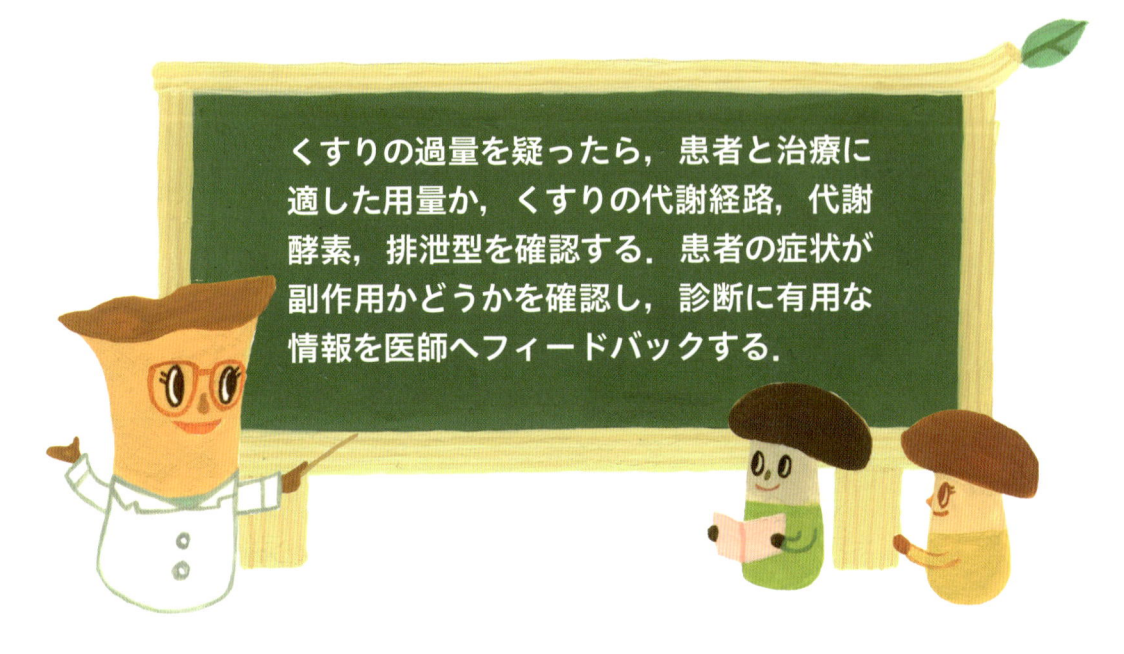

> くすりの過量を疑ったら，患者と治療に適した用量か，くすりの代謝経路，代謝酵素，排泄型を確認する．患者の症状が副作用かどうかを確認し，診断に有用な情報を医師へフィードバックする．

井上映子 編

CASE 23

糖尿病性腎症患者の血糖降下薬の服薬状況と処方提案—HbA1cの数値に注意

key words
- Scr ・Hb ・HbA1c ・血糖値 ・c-ペプタイド
- ミルセラ® ・スターシス®

近藤さん
65歳女性．身長153cm，体重37.4kg，BMI 16

Rp. 持参薬

1. ダオニール®錠2.5mg　1回1錠　1日2回　朝夕食後
2. アクトス®錠15mg　　1回1錠　1日1回　朝食後
3. クレメジン®細粒　　1回1包(2g)　1日3回
　　　　　　　　　　　　　　　　　朝昼夕食後2時間
4. フェロミア®錠50mg　1回2錠　1日1回　朝夕食後

　35歳で糖尿病に罹患し，内服治療を開始した．50代で網膜症の手術をしている．最近は，貧血がひどくなり，近医でフェロミア®を追加された．血糖値が高く血糖コントロール目的にて当院に入院となる．

検査値など
BUN 35.6mg/dL，Scr 2.3mg/dL
HbA1c 4.7%，空腹時血糖値 227mg/dL，総タンパク 5.2g/dL，Alb 3.0g/dL，Fe 25μg/dL（基準値：60〜190）
c-ペプタイド 0.6ng/mL（基準値：1〜3）
尿検査：尿糖 ++(250mg/dL)，タンパク +(30mg/dL)
血圧 107/76mmHg，Hb 9.4g/dL，Ht 28%

「近藤さんは糖尿病で罹患歴が30年ですから，微小血管の合併症の神経障害，網膜症，腎症まで進展していてもおかしくないね．クレメジンが処方されているし，かなり腎症が進んでいるようだね」

「そうですね，腎機能を確認してみますと，eGFRは17.4（mL/min/1.73 m^2）$^※$で腎機能低下重度，腎症のステージ4期です」

「重度の腎不全といっていいね．それに，Hb 9.4 g/dL，Fe 25 μg/dLで，貧血も悪化しているね．鉄剤を投与されているけど，腎性貧血だからエリスロポエチン製剤を使わないと改善しないでしょう」

「そうですね，ミルセラ®などを使用した方がよさそうですね」

「ミルセラ®を追加することにしよう．それから，血糖コントロールが悪いのだけど，ダオニール®を5 mgも服用しているし，アクトス®も投与中だね．c-ペプタイドが多少低値だから，入院中にインスリンを導入しないといけないなあ」

「はい，先生がおっしゃるように，インスリンを導入して，ダオニール®とアクトス®は中止した方がよろしいかと思います．どちらも腎機能障害時には禁忌となっています．近藤さんのc-ペプタイドは0.6でインスリン分泌能は低下していますが，BMIは16ですから，アクトス®の適応ではなさそうですし，内服移行時はほかの血糖降下薬へ変更しますか」

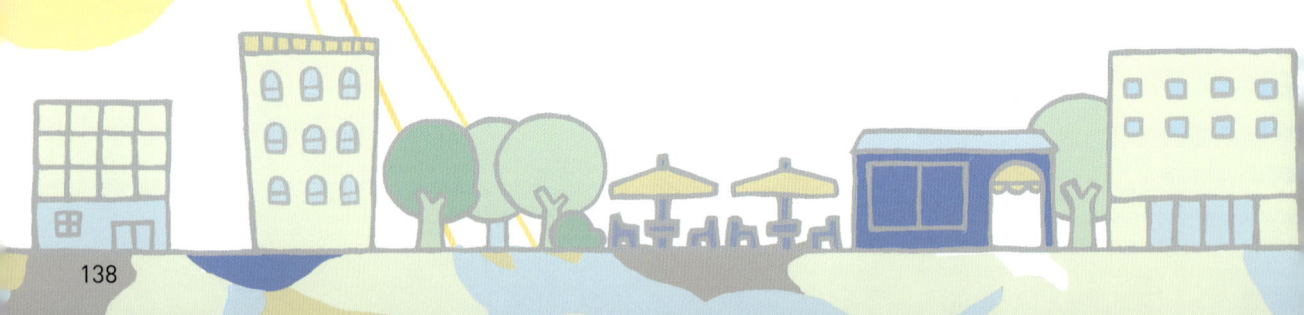

「う〜ん，インスリン抵抗性は，治療経過中にも診ていかないと何ともいえないけど，この状態でのダオニール®，アクトス®は禁忌だから中止しよう」

「先生，もう1つ気になるのですが，クレメジン®の服用時間を確認した方がよろしいのではないでしょうか？ 分子量が1,000くらいまでの薬物は，クレメジン®に吸着されるのです．もし，クレメジン®とほかの薬剤を同時に服用していたとしたら，効果が減弱します」

「まさか，と思うけどありうることだよね．持参薬はどうなっていますか？」

「それが，このように食後の薬が分包してあり，それにクレメジン®がホチキスで止めてあるのです．患者さんに確認してみます」

※推算糸球体濾過率（eGFR）
　= 194 × Scr$^{-1.094}$ × 年齢$^{-0.287}$ (mL/min/1.73 m^2)
　= 17.4 mL/min/1.73 m^2

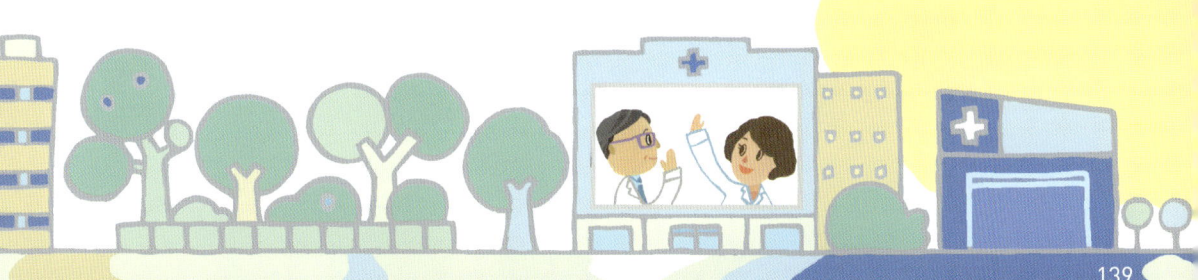

解 説
EXPLANATION

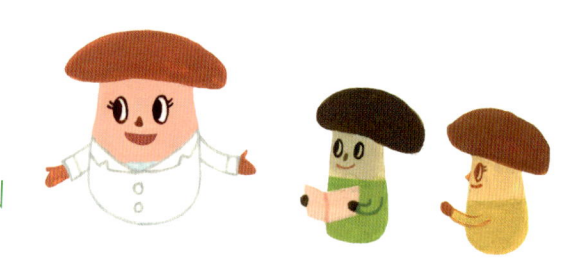

　この症例のチェックポイントとして、腎機能低下時の貧血と血糖コントロールの不良があげられる。近藤さんは腎機能障害があり、糖尿病性腎症、腎性貧血ではないかと考える。

　糖尿病性腎症の病期分類は、腎機能、アルブミン尿、eGFRで分類する。2014年に日本糖尿病学会・日本腎臓病学会による糖尿病性腎症合同委員会では、「糖尿病性腎症病期分類」の改訂を行い、eGFRが30 mL/min/1.73 m^{2}では尿糖あるいは尿タンパクの有無を問わず、病期は第4期（腎不全期）とした。エリスロポエチン製剤は、透析導入前の保存期からが投与対象となっており、早期に導入すると予後がよいことがわかっている。

　SU薬とアクトス®を併用しても血糖コントロールが悪いので、薬剤の選択が適切か、服用状況などを確認する必要がある。

　血糖コントロールが悪い理由として、クレメジン®との同時服用が考えられ、確認により毎食後に服用していたことがわかった。アクトス®は分子量392、ダオニール®は494であり、クレメジン®に吸着され、薬効が減弱していると考えられる。クレメジン®の服用時間は他薬と最低でも1時間ほど空ける必要がある。本症例では、高度便秘を起こしており、一旦クレメジン®を中止した。1ヵ月間のクレアチニン値上昇の割合が中等度以上であれば、クレメジン®の再投与を考える。1/Scrの変化量が0.01 dL/mg以上、つまり、1ヵ月後にScr値が2.38 mg/dL以上になればクレメジン®を再開し、透析導入の遅延を図る必要がある。

　クレメジン®中止後も、血糖降下薬を服用しても血糖値の改善がみられなかった。入院後ダオニール®をスターシス®に変更したときの血糖値は、空腹時277、食後2時間で555であり、c-ペプタイドが低いことからわかるようにインスリン分泌能も低下している。膵作用を改善するためにはインスリンの導入を要す。

　また、高血糖であるのにHbA1cが低いことも重要なポイントである。腎性貧血がある糖尿病患者では、HbA1cが低下しやすいことがわかっている。近藤さんのHbは9.4 g/dLで貧血の合併により低下しているため、HbA1cが4.7％と低値になっている。

経過 PROGRESS

　入院日よりアクトス®，ダオニール®を中止し，翌日よりスターシス®錠30mgを毎食直前に変更したところ，空腹時血糖235mg/dL，食後2時間値430mg/dL，さらに翌日は空腹時血糖277mg/dL，食後2時間値が555mg/dLであった．そのため，スターシス®を中止し速効型インスリンを導入した．20日後に空腹時血糖118mg/dL，食後2時間値112mg/dLとなり，さらに1週間後には空腹時血糖88mg/dLとなり，ここでインスリンをスターシス®に切り替えたところ空腹時血糖78mg/dL，食後2時間値176mg/dLとコントロール良好となった．入院時よりクレメジン®は中止し，以後腎機能はScr値2.2mg/dLでわずかに改善し，悪化はみられなかった．貧血の改善には，ミルセラ®を使用した．入院2ヵ月後に軽快退院となった．

Rp.（退院時）

1. スターシス®錠30mg　　1回1錠　1日3回　朝昼夕食直前
2. フェロミア錠50mg　　　1回1錠　1日1回　　　　夕食後
3. ミルセラ®注シリンジ25μg → (院内)皮下　　2週に1回

ミニレクチャー　HbA1cの異常値

　HbA1cと血糖値が乖離する可能性のある疾患・状況があるため，日本糖尿病学会「糖尿病診断基準」によると，HbA1cだけでなく空腹時血糖や2時間値，随時血糖が診断基準を満たす必要があるとされている．HbA1cが偽高値となる疾患としては，鉄欠乏貧血しか知られていなかったが，ほかに赤芽球癆を基礎疾患として有する症例で，HbA1cが8％と高値であったため糖尿病と診断され，アカルボースとシタグリプチンを投与されていた症例も報告されている〔大川哲司ほか：糖尿病，57 (5)：356, 2014〕．このことから，「貧血の有無」は薬局でのHbA1c測定時にも聴取する必要がある．

HbA1cが高値となる状態
- 急速に改善した糖尿病，鉄欠乏状態，鉄欠乏性貧血

HbA1cが低値となる状態
- 急速に発症・増悪した糖尿病，鉄欠乏性貧血の回復期，肝硬変，透析，腎性貧血，輸血

結論 CONCLUSION

　血糖コントロール不良で貧血の改善を目的に入院されたが，服薬状況に問題があることと，腎機能低下時には禁忌の処方も問題であった．

　この症例では，HbA1cは低値であるが，慢性腎不全の増悪により貧血を起こし，アルブミン尿もあるので，HbA1c値に影響していると考えられる．

　この症例の検査値は血糖値とScr値，貧血のHb値を主に視る．

P#1　糖尿病性腎症を発症し，腎性貧血があるため，適切な薬剤の投与を要す．

- **S** 貧血がある．
- **O** Scr 2.3 mg/dL，eGFR 17.7 mL/min/1.73 m^2，糖尿病性腎症病期分類 第4期，Hb 9.4 g/dL．
- **A** 糖尿病性腎症の貧血を改善する必要があるため，エリスロポエチン製剤を提案する．
- **P** フェロミア®に加え，ミルセラ®注を開始した．初回は2週間に1回，25μgが処方され，貧血の改善がみられたら4週間に1回とする．

P#2　血糖コントロール不良なため，治療薬の変更が必要．適切な薬剤を選択し提案する．

- **S** ダオニール®，アクトス®で血糖コントロール不良．クレメジン®も含めすべて食後に服用している．
- **O** 検査値：空腹時血糖値 227 mg/dL，Scr 2.3 mg/dL．処方薬：ダオニール®，アクトス®，クレメジン®．c-ペプタイド 0.6 ng/mL，腎機能 eGFR 17.7 mL/min/1.73 m^2
- **A** 腎機能障害時の血糖降下薬は適切かどうか検討する．クレメジン®の投与は適切かどうか，確認する．
- **P** クレメジン®を投与する際は，食後2時間とし，他の内服薬と同時服用を避ける．経口糖尿病薬はスターシス®錠30 mgとし，アクトス®，ダオニール®は中止した．

参考文献
- 糖尿病診断基準に関する調査検討委員会：糖尿病の分類と診断基準に関する委員会報告（国際標準化対応版）．糖尿病，55（7）：485-504，2012．
- 大川 哲司ほか：HbA1cが偽高値を呈する症例について．糖尿病，57（5）：356，2014．
- 腎障害がある糖尿病患者のHbA1c値は貧血の合併に影響を受ける．日経メディカル，2010/5/31，2010．

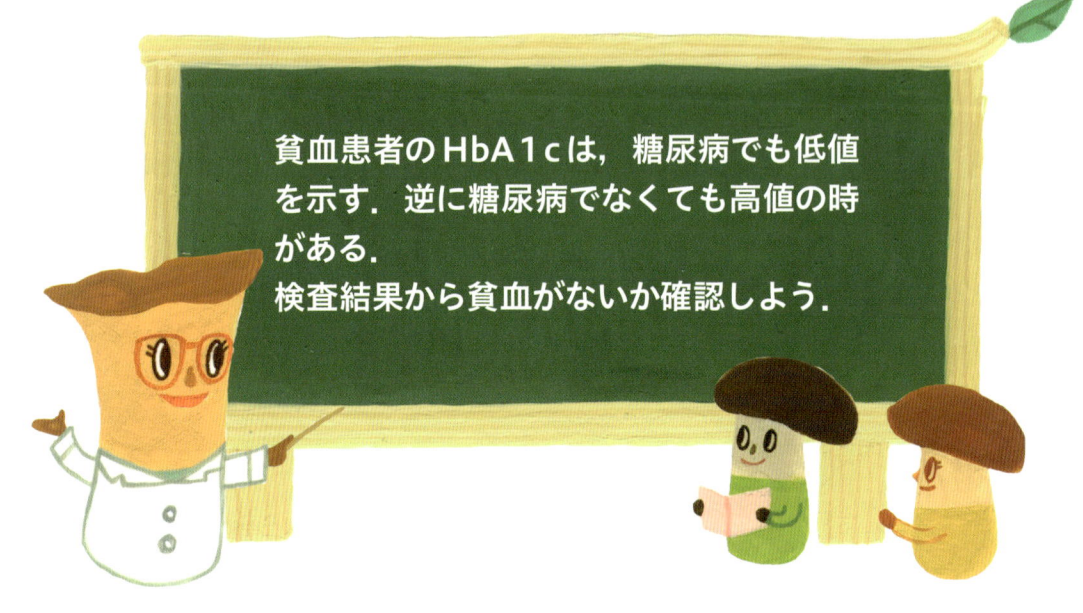

貧血患者のHbA1cは，糖尿病でも低値を示す．逆に糖尿病でなくても高値の時がある．
検査結果から貧血がないか確認しよう．

井上映子 編

CASE 24
患者の腎機能を確認し，抗菌薬の投与設計を確認する

key words
● Scr　● クラビット®

大塚さん
86歳女性．身長145cm，体重53kg〔IBW（基準体重）：46kg〕

Rp. 持参薬

1. ラシックス®錠20mg　　　1回1錠　1日1回　　　朝食後
2. アルダクトン®A錠25mg　1回1錠　1日1回　　　朝食後
3. アムロジピン錠5mg　　　1回1錠　1日1回　　　朝食後
4. フェロミア®錠50mg　　　1回1錠　1日2回　　　朝夕食後

　高血圧，慢性腎不全で当院外来受診中．
　骨髄炎を発症し手術が必要となり，他病院にて入院・加療された後退院され，翌日より当院にてリハビリ・治療を継続するために受診．

検査値
AST 19 U/L，ALT 9 U/L，BUN 53.8 mg/dL，Scr 1.7 mg/dL，Na 140 mEq/L，K 3.9 mEq/L，Cl 103 mEq/L

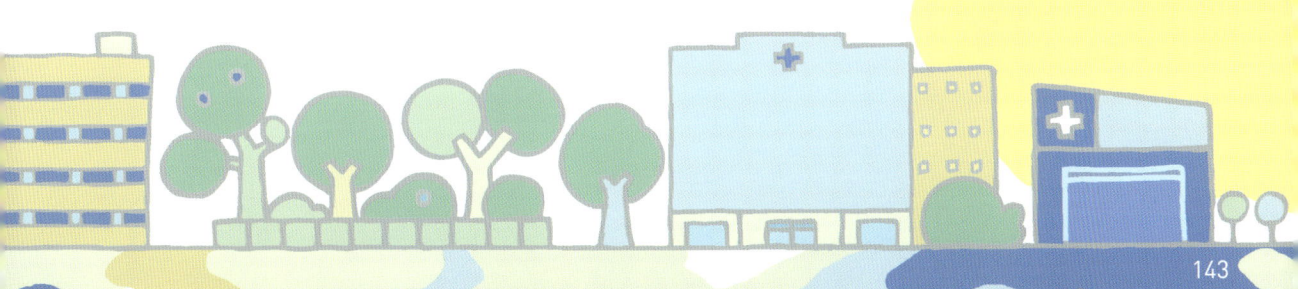

「おかげさまで，よくなりました．ありがとうございました」

「大塚さん，検査結果をみるとね，ちょっと腎機能がよくなってないね．変わったことがありましたか？」

「いいえ，なんともありません．あっ，これは昨日病院でもらったくすりです」

「情報提供書ですね，なになに，クラビット®錠500mg 0.5錠14日分か．あれ？ お薬手帳は？」

「あります」

「ちゃんと，貼ってありますね．薬局で見せましたか？」

「主人が取りに行ったからわからないのです．私はすぐ忘れてしまって，だめですねえ」

「薬剤師に腎機能と薬の量を確認します．あとから受付で説明してもらいますからね」

「先生，腎機能についてですが，Ccrは今の検査値では17mL/minしかありません．クラビット®は，添付文書では，Ccrが20未満の場合，初回500mgを1回，3日目以降250mgを2日に1回投与する，と記載されています」

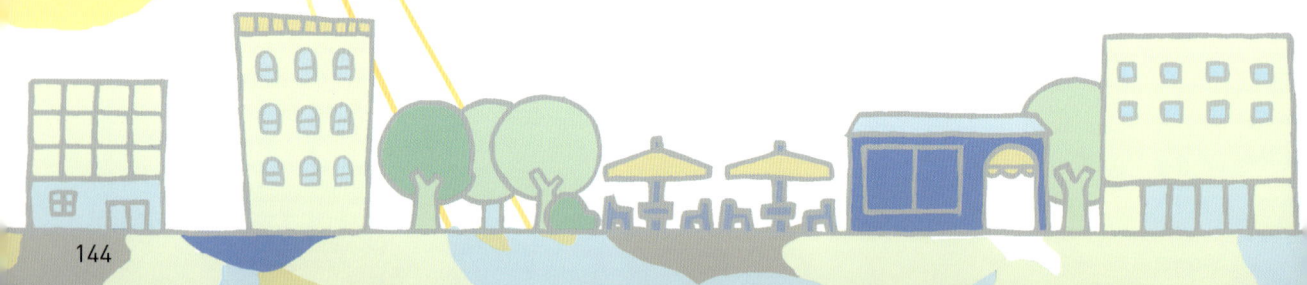

「そうか，クラビット®250 mgを連日だと多いのかな．大塚さんの情報提供書を確認してみよう．術後の抗菌薬投与歴は，クラビット®500 mg　0.5錠1日1回になっているね」

「先生，入院前の当院での検査値ですと，Scrは1.4 mg/dLで，Ccrは20.9 mL/minですから250 mgを連日投与しても問題なかったのです」

「術後だから，抗菌作用は期待したいしね．今は腎機能がまた低下してきたから，薬を減らす必要があるということか．もっている薬を調整するように指導をお願いできますか？　投与量は，500 mg　0.5錠を，隔日で服用してもらうようにしてください」

「わかりました．最近の服用は今朝ですね？　でしたら，明後日から隔日に服用していただくよう，患者さんにわかるようにしておきます」

解 説
EXPLANATION

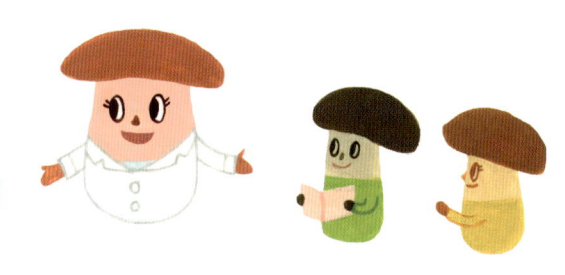

　腎機能障害のある患者への抗菌薬の投与量については，腎排泄型薬物では投与量の調整と投与間隔の調製が必要である．クラビット®の薬物動態を確認する．
　クラビット®の尿中未変化体排泄率fuは，0.84で，大塚さんは腎機能が低下しているのでさらに半減期も延長しており，クラビット®の予測消失半減期は，$7.89/(1-0.84×(100-17)/100)=26.3$時間となる．
　クラビット®は効果発現に時間がかかり，大塚さんでは定常状態になるのが半減期の4倍とすると105.2時間，4日間もかかる．クラビット®の耐性化防止，殺菌力の増強を考慮し，1日目の投与量は減量せず500 mg，3日目以降250 mgを1日おきに投与する方法が添付文書に記載されている．
　気をつけなければならないことは，クラビット®自体が尿細管壊死による急性腎不全を起こすことである（0.01％）．その他，間質性肺炎，横紋筋融解症，QT延長などが起こる（頻度不明）ことである．大塚さんでは，呼吸器症状，筋肉痛，不整脈などの異常は起こっていない．
　大病院での急性期における治療後，かかりつけ医に逆紹介されるときに，回復期治療の継続が必要なため，連携パスなどを使用した病院-診療所連携が重要となっている．病院薬剤師と保険薬局薬剤師との連携において，最近では病院での注射を含む処方歴や退院時の薬剤，検査値について，お薬手帳に記載されている事例が増えてきた．記載されている主な検査値は，Scr，Ccr，eGFRなどである．抗菌薬やがん治療のレジメンも記載されているので，かかりつけ医にも非常に役立つツールである．

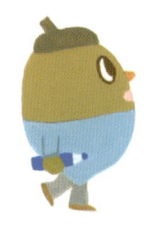

経過 PROGRESS

クラビット®500 mg 0.5錠の処方後の受診時 Scr は 1.7 mg/dL に上昇していた．腎機能に合わせクラビット®を減量後，Scr は 1.3 mg/dL に減少した．血清カリウム値は 4.3 mEq/L で正常範囲内であった．

慢性腎不全が既往にあり，クラビット®投与量や電解質異常に留意する必要がある．アルダクトン®A は腎不全には慎重投与である．血清カリウム値に注意しながら投与継続となっている．クラビット®減量については病院から主治医への連絡を行い，お薬手帳にも Scr，Ccr と減量について記載した．

ミニレクチャー これからの保険薬局とカルテ情報

薬局では，薬学管理を実践するうえでに検査値などを見ることができないため，病院と比べ情報不足が否めないところである．情報不足は施設にも患者にも不安な要素であるが，それを解消するシステムが各地，各施設で検討されている．

2013年に京都大学病院の処方箋に検査値が記載されるようになった．地方では，例えば広島医療情報ネットワーク（HMネット）や電子お薬手帳などのシステムが，稼働し始めた．閲覧できる内容がさまざまであるが，なかには検査値だけでなく，カルテ情報のほとんどを開示するものもあり，将来的に薬歴も参照できる可能性もある．地域の医療情報を県全域で共有できるようになるのも遠くない．

● 広島HMネットの地域共通IDカードとは？

災害時，緊急時の迅速な対応を受けられる，オンライン電子お薬手帳の利用ができる（準備中）などのメリットがある．
http://www.hm-net.or.jp/about/index.html

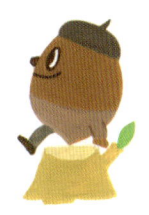

結論 CONCLUSION

　面分業の時代，処方箋はどこからくるか予想がつかない．薬局では検査値がわからず，腎機能低下の状態かどうかを容易に判断できないことが多い．

　本症例は，入院中の腎機能で抗菌薬を投与継続されていたところ，退院後に腎機能がわずかに悪化していたため服用量を調整する必要があった．薬剤師法25条の2の改正では，「薬剤師は調剤した薬剤の適正な使用のため，販売又は授与の目的で調剤したときは，患者又は現にその看護に当たつている者に対し，必要な情報を提供し，及び必要な薬学的知見に基づく指導を行わなければならない」となり，薬剤の情報提供だけではなく薬剤管理や指導の義務が条文に書かれた．地域でプロトコルに基づく薬物治療管理業務を実践できれば，薬局薬剤師が処方薬の投与量を変更することが可能とならないか，考える必要がある．

P#1　腎機能障害患者にクラビット®錠500mg　0.5錠連日投与

S 骨髄炎手術後に退院，かかりつけ医で加療中．退院後に腎機能低下あり．

O クラビット®錠500mg　0.5錠連日投与の処方あり．Scr 1.7mg/dL，Ccr 17ml/dL．腎機能障害の増悪がみられた．

A 腎機能の評価を行い，投与量と間隔を確認する．添付文書上の投与量は1日目500mg，3日目以降は1日おき250mg投与となっている．

P 現在の腎機能を考慮し，かかりつけ医の判断で主治医処方薬を減量した．以後腎機能は軽度改善し，バイタルに異常はみられなかった．

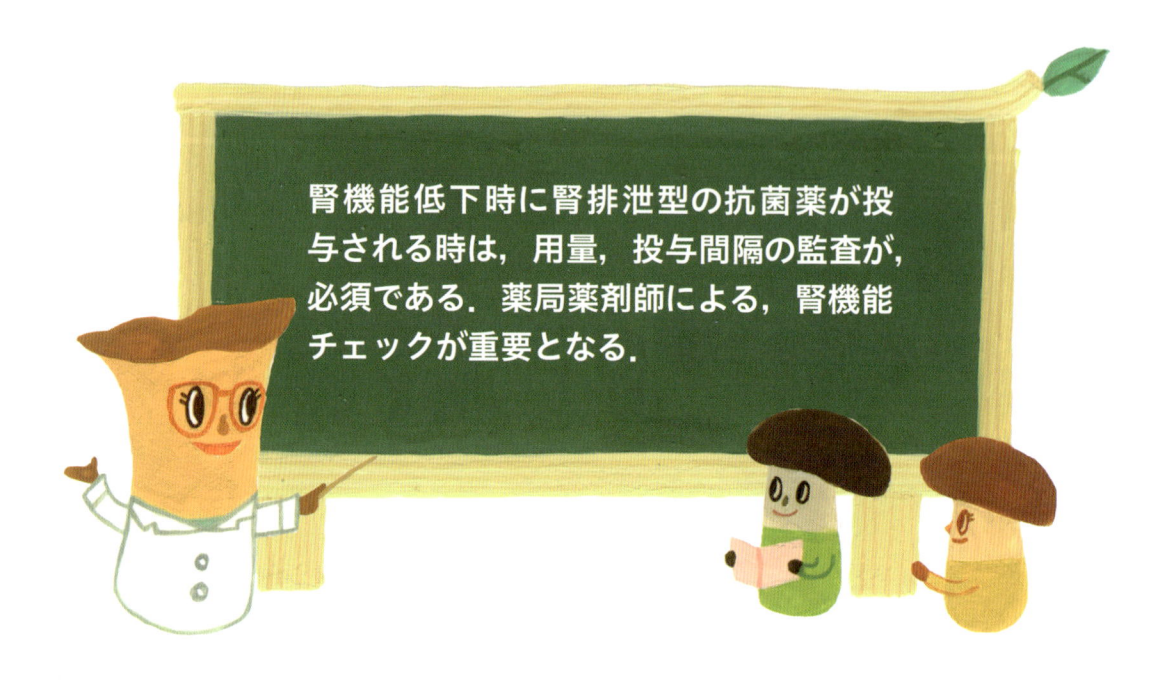

> 腎機能低下時に腎排泄型の抗菌薬が投与される時は，用量，投与間隔の監査が，必須である．薬局薬剤師による，腎機能チェックが重要となる．

井上映子 編
CASE 25
ワルファリンと抗菌薬の相互作用

key words
- PT-INR ● ワルファリン

小川さん
77歳女性．

Rp. 持参薬

1. ワルファリン錠1mg　1回2錠　1日1回　夕食後
2. セロケン®錠20mg　1回1錠　1日2回　朝夕食後
3. セフテム®カプセル200mg　1回1カプセル　1日1回
　　　　　　　　　　　　　　　　　　　　　朝夕食後

　心房細動でワルファリン錠2mg服用中，右大腿部を打撲し圧痛あり．右膝後面に広範囲に皮下出血がみられた．感染症を疑われ抗菌薬を投与されており，残薬が6日分あった．

検査値
血圧 118/54mmHg，脈拍数 69（不整），AST 17 U/L，ALT 10 U/L，BUN 22.9mg/dL，Scr 0.6mg/dL，WBC $7.3 \times 10^3/\mu L$，PT-INR ＞5.0

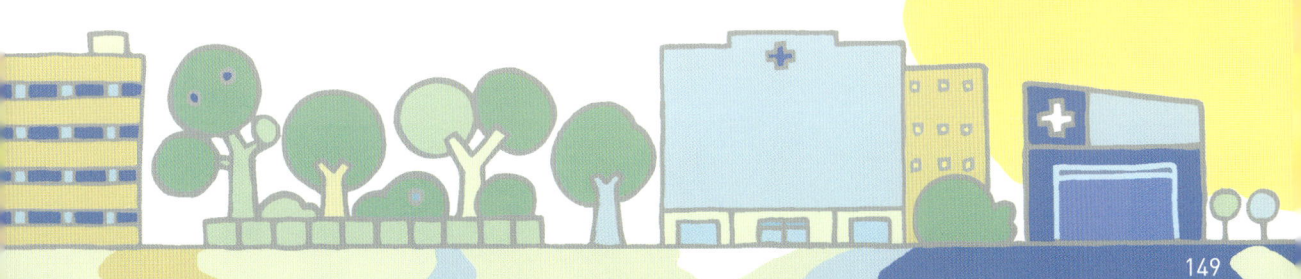

「このPT-INRは異常だね．ワルファリンの効果が増強した原因として，併用薬剤に何か問題ありますか？」

「小川さん受傷時から，セフテム®が処方されています．抗菌薬によりビタミンK産生菌が除菌され，ビタミンK欠乏症になり，ワルファリンの効果が増強したのではないでしょうか」

「抗菌薬でどの程度ワルファリンの効果に影響が出るの？　処方のたびに考えていたら大変だよね」

「例えばワルファリンを抗菌薬処方時に中止しても，$t_{1/2}$が長いから数日間効果が続くので減量・中止しても意味がありません．数日間の抗菌薬はそのまま投与されますよね…」

「とにかく，このPT-INRではワルファリンを中止しないといけないね．プロトロンビン時間が正常になるまで中止しましょう．そして再開なんだけど，どのくらいの期間で開始できるかな？」

「ワルファリンが体内から消失するのにかかる時間は最短でも10日程度かかります」

「では，中止2日後でプトロンビン時間を測り，以後1日おきにみて正常値になったら0.5mgで再開しましょう」

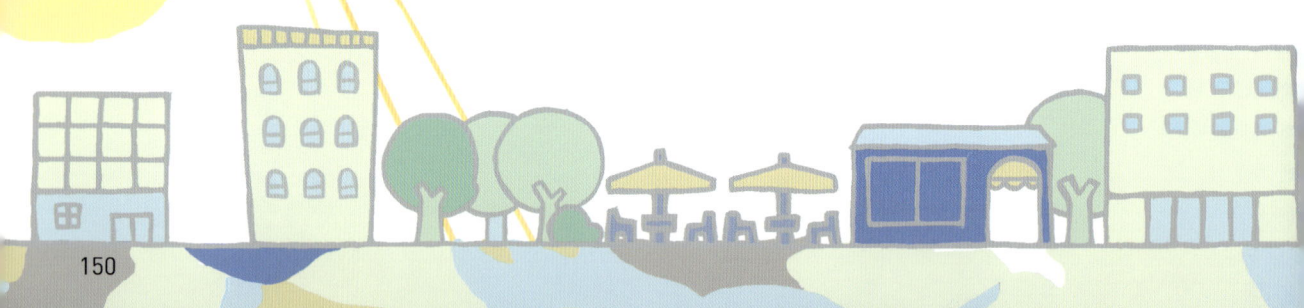

「はい,お願いいたします」
「この症例をみると,ワルファリン服用患者の抗菌薬投与時は,何か注意した方がよさそうだね」
「はい,抗菌薬服用15日以内で出血リスクを調べた結果があるのです.それをみると,セフェム系では出血リスクが約2.5倍となっています」
「投与期間はどのくらいで出血リスクが高くなるの?」
「そうですね."Warfarin適正使用情報"をみると,2,3日以内でも起こることがあるようです」
「予測が難しいけど,出血しやすくなるかもしれないことを,診察時や服薬指導のときに,注意するように伝えた方がいいね」

解説 EXPLANATION

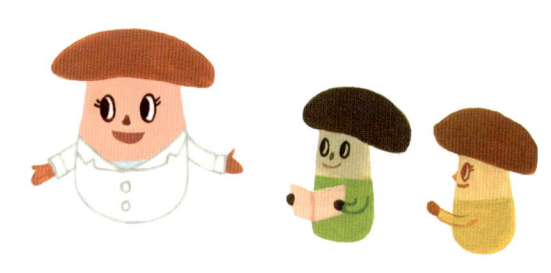

　CASE 2 (p.9) と同様，ワルファリン投与時は，凝固時間をモニタリングし，投与量の調整を行うことで出血リスクを少なくすることが求められる．時折みられる PT-INR 上昇については，薬剤により作用が増強すること，過量であることを考える必要がある．本症例では，抗菌薬との相互作用を疑ってみると，ビタミン K 欠乏症の危険因子として，抗菌薬では，①広域スペクトルのもの，②胆汁移行率のよい薬剤，③肝・腎毒性の高い抗菌薬，④NMTT基（N－メチルチオテトラゾール）を有する抗菌薬があげられる．また，患者側の要因として，①経口摂取不可能，②下痢，③肝障害（ビタミン K 依存性凝固因子の生成を抑制），④高齢者，⑤腎不全などがあげられる[1]．

　ワルファリン服用者に抗菌薬が投与されて15日以内の出血リスクを示した資料によると，セフェム系併用で出血リスクは2.5倍となっている（表）．セフェム系でもNMTT基をもつ抗菌薬は，投与中の出血傾向が強い．しかし，NMTT基をもたない抗菌薬でも出血傾向が報告されている．そのため，ワルファリン服用中に抗菌薬が投与された場合には，患者の血液凝固能や臨床症状に注意する必要がある．

● 表　ワルファリン服用者に対する抗菌薬投与の出血リスク

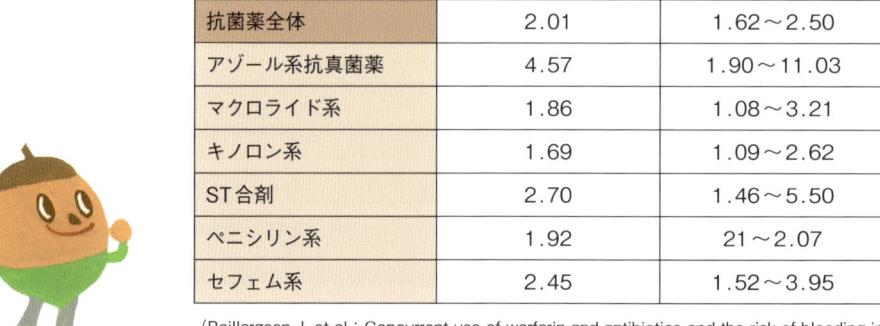

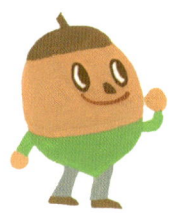

	調整オッズ比	95％信頼区間
抗菌薬全体	2.01	1.62～2.50
アゾール系抗真菌薬	4.57	1.90～11.03
マクロライド系	1.86	1.08～3.21
キノロン系	1.69	1.09～2.62
ST合剤	2.70	1.46～5.50
ペニシリン系	1.92	21～2.07
セフェム系	2.45	1.52～3.95

(Baillargeon J, et al：Concurrent use of warfarin and antibiotics and the risk of bleeding in older adults. Am J Med, 125 (2)：183-189, 2012 より引用)

セフテム®（NMTT基を持たない）　　　　　　　　セフメタゾン

経過 PROGRESS

入院時のPT-INRは5以上であり，ワルファリン投与中止した．中止2日後に4.9，中止5日後に2.73　となり，7日後にワルファリンを0.5mgから再開した．この時PT-INRは，1.06まで低下していた．

以後，1mgに増量し，入院後1ヵ月で退院となった．

ミニレクチャー

薬局の店頭でTDM!?

ワルファリンを服用中の方が凝固能に影響のある薬剤を長期服用する場合は，病院・診療所での検査が理想的であるが，薬局で検査することができればいいな，と思うことがないだろうか？

2014年，臨床検査技師法の一部が改正され，薬局は検査を行える施設として申請できることになった．今後は，薬局の店頭でもTDMを行うことができるが，改正法をどう活かすかを考える必要がある．医政局長通知医政発0430第1号にある「医療スタッフの協働・連携によるチーム医療の推進について」をみると，病院内外で薬剤師が積極的に実施する薬物管理指導が望まれている．早急に薬剤の減量・中止を必要とされるような事例について地域で意思統一し，詳細にプロトコルを作成すれば，新たな薬物治療管理の実施が期待できる．

PT-INR測定機器

薬局にも設置可能なPT-INR測定機器がいくつか発売されている．測定器の大きさは「手のひらサイズ」で重さは127gから，大きいタイプでも300g程で，ラベルプリンターに印字し，患者に渡したり，パソコンに接続しデータを電子保存することもできる．採取血液は10μL程度で指先の穿刺で採血しセンサーに添加し，約1分で検査結果が出る．元来，ワルファリンカリウムを服用されている「植込型補助人工心臓（非拍動流型）装着患者」「機械式人工心臓弁装着患者」が在宅で抗血栓効果（血液凝固能）を自己測定する装置である．今後薬局における検査として期待できると思われる．

結論 CONCLUSION

　ワルファリン服用者の抗菌薬の併用による出血リスクの増大は，作用機序から考えられるし，報告が多くある．しかし，全員に起こるのではなく，リスク因子もさまざまで，くすりの構造によるリスクもあるため，特定できない．ワルファリン服用中の他薬の追加により，ワルファリンの作用が増強すると出血しやすくなること，効果が減弱すると血栓ができることをわかりやすく説明する必要がある．

P#1　ワルファリン服用中に受傷，抗菌薬を併用し，PT-INRが増大した．

S 大腿部の疼痛訴えあり，大腿後部の皮内出血がみられる．

O ワルファリン1mg2錠，セフテム®錠200mg　2錠，PT-INR 5.0以上

A ワルファリンをPT-INR正常値まで中止し，再開する場合の中止期間を予想する．抗菌薬との併用が問題であるかを調べる．

P ワルファリンと抗菌薬の併用で血液凝固能の変動が起こる報告が多数あり，特定の抗菌薬のみを注意することは困難である．プロトロンビン時間の延長がみられたら，ワルファリンを中止し正常値になれば再開する．リスク因子を考え，併用時の臨床症状や，凝固能のチェックを行う．

参考文献
1）エーザイ株式会社：Warfarin適正使用情報　第3版，2013年6月更新．

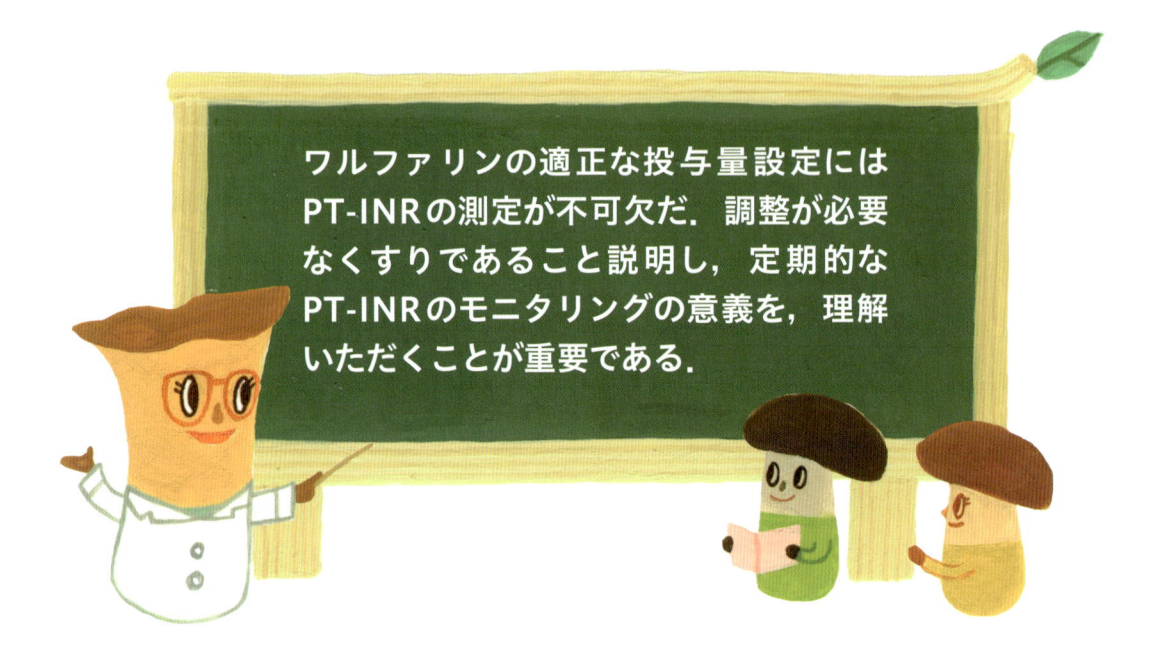

ワルファリンの適正な投与量設定にはPT-INRの測定が不可欠だ．調整が必要なくすりであること説明し，定期的なPT-INRのモニタリングの意義を，理解いただくことが重要である．

2章

生体検査

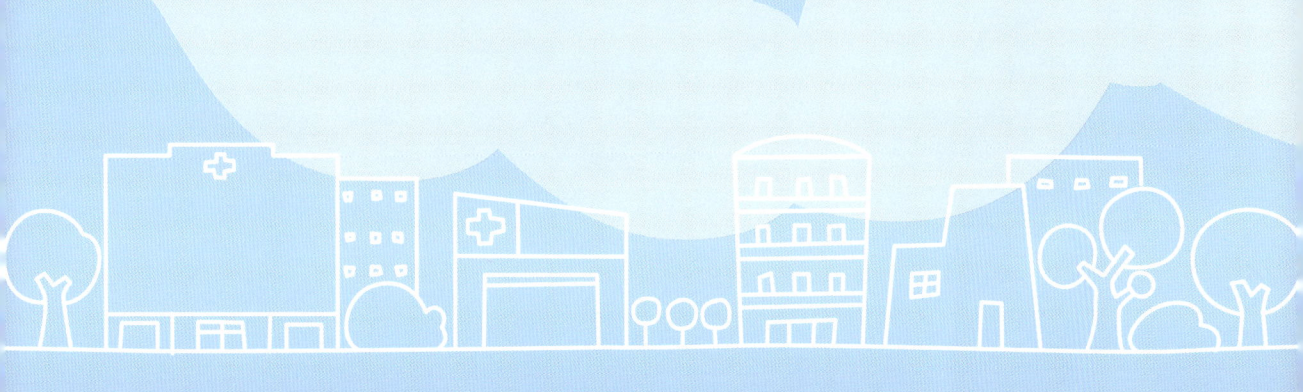

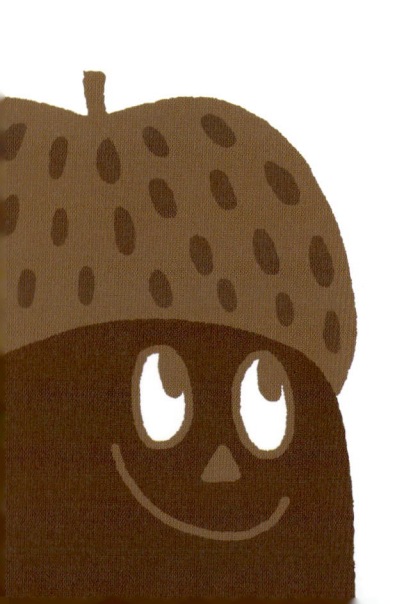

菅野彊 編
CASE26

薬剤師も生体検査データをみる時代がやってきた──心電図と胸部X線写真を例にして

key words
- 心電図　●胸部X線　●CTR（心胸郭比）　●PT-INR　●TT
- ワルファリン　●ベプリコール®

笠原さん
72歳男性，68kg，高血圧，慢性心房細動，脳梗塞後遺症

Rp.

1. アーチスト®錠10mg　　　1回1錠
   ミカルディス®20mg　　　1回1錠
   　　　　　　　　　　　　1日2回　朝夕食後　30日分

2. ユリノーム®錠25mg　　　1回1錠
   ワーファリン錠1mg　　　1回2錠
   　　　　　　　　　　　　1日1回　朝食後　30日分

3. ベプリコール®錠100mg　　1回1錠
   　　　　　　　　　　　　1日1回　朝食後　30日分
   ベプリコール®錠50mg　　1回1錠
   　　　　　　　　　　　　1日1回　夕食後　30日分

　笠原さんの脳梗塞後遺症は右手人差し指に少し力が入らないくらいの軽いものである．腎機能，肝機能とも異常はない．1ヵ月前のPT-INRは2.12，TT（トロンボテスト）は18.9％で，今回はPT-INR 1.63，TT 23.7％．ワーファリンは2mg，2mg，1.5mgを3日間で繰り返して服用している．

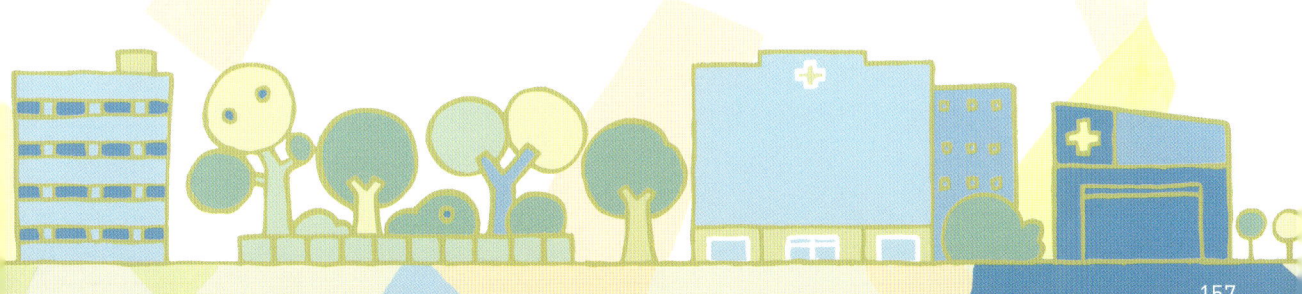

「笠原さん，おはようございます」
「おはようございます」
「体調はいかがですか？」
「どうも，すぐ疲れますねえ」
「心電図をみせていただきましたけど，相変わらず心房細動ですね」
「はい．しっかり慢性化してしまいました」
「苦しいですか？」
「息切れがあって，出張に出かけるとエレベータやエスカレータばっかり探しています」
「心電図をみる限りでは，悪い不整脈ではないそうですよ」
「はい，先ほど先生にそう言われてきました」
「ベプリコール®での治療ですが，QT間隔も0.44秒以内で，大丈夫なそうです」
「はい．今日は胸のX線写真を撮りました」

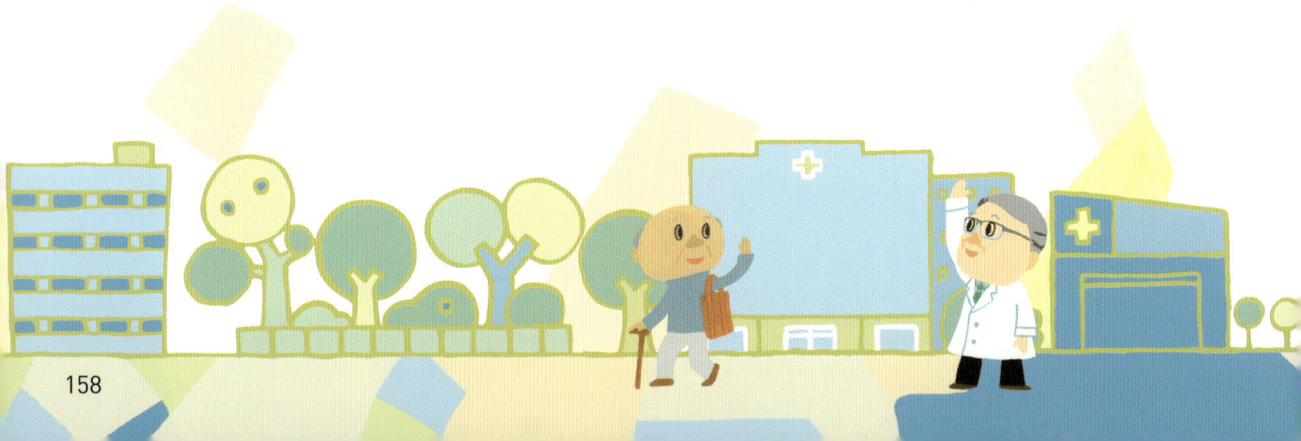

「CTR（cardio thoracic ratio）の測定ですね．どうだったのですか？」
「心臓が少し肥大していました」
「そうですか…50％を超えていましたか」
「そうなそうです」
「PT-INRは1.63で少し低めですが，トロンボテストは23.7％ですね．くすりは効いていますね」
「はい，ありがとうございます」
「引き続き，ワーファリンもしっかり服用しましょう」
「わかりました」

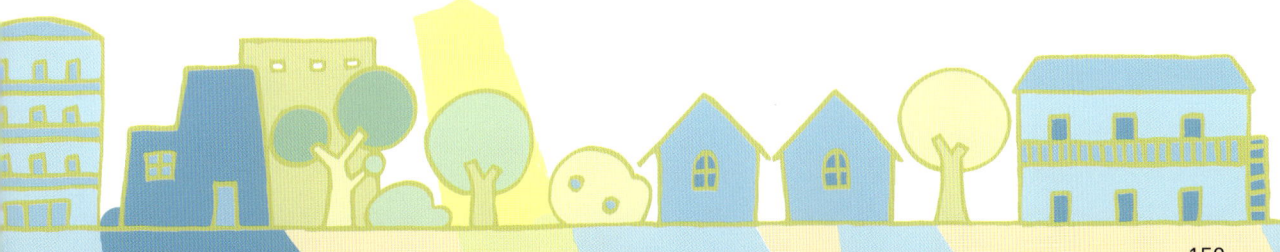

# 解説
EXPLANATION

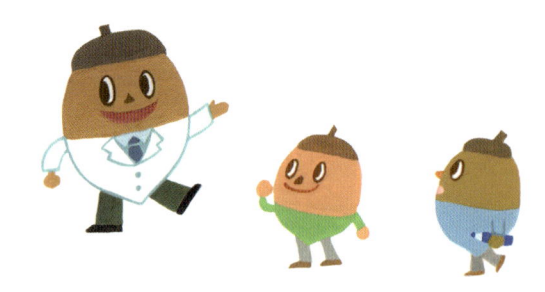

　薬剤師が入手できるのは主に検体検査値である．しかし，薬剤師がバイタルサインをとり，フィジカルアセスメントを行うようになると，生体検査の結果を知り，服薬指導を行う機会がでてきた．それらの生体検査を薬剤師がみることは，診断のためにみるのではなく，あくまでもくすりとの関わり合いの中でみていくことになる．

　心疾患がある場合，心電図は最も有用な生体検査の1つである．3年前の笠原さんの心電図を示そう．基線が一定し，R-R間隔も等しい洞調律のきれいな心電図である．

心電図の基本的な波形

心電図の基本的なパラメーター

PQ時間	0.12〜0.20sec
QRS幅	0.10sec
QTc時間	0.35〜0.44
QRS波高	RVS 26mmV以下 RV 20mv以下 SV1＋RVs 35mV未満 四肢誘導 5mm以上 胸部誘導 10mm以上
T波高	R 10mm以上ならば T 0.1×R以上

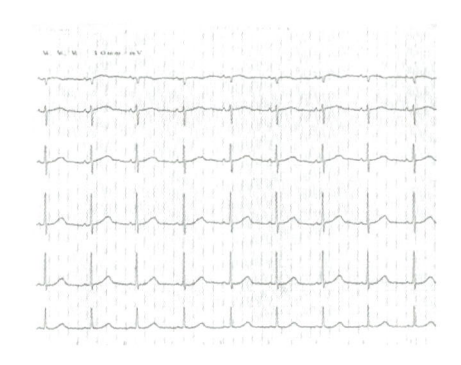

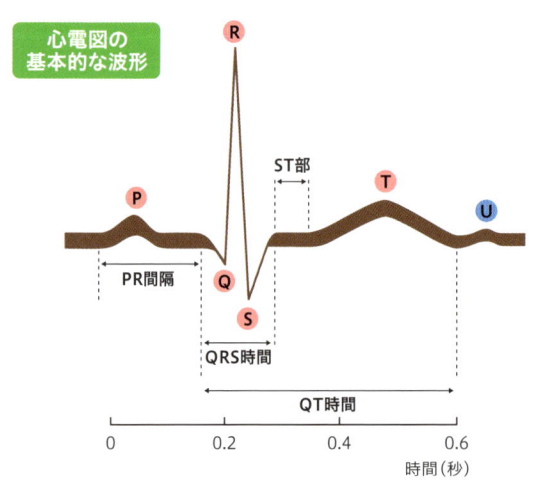

● 図　心電図をみよう

心電図は図の時間と波高をみる．例えば，笠原さんは比較的強い抗不整脈薬ベプリコール®を服用しているので，QT時間が延長する可能性がある．QT時間は0.46秒まで許容されている．横の1mmは0.04秒だから，笠原さんのQT時間は0.44秒を超えていないことがわかる．ベプリコール®の投与量はこのままでいけそうである．くすりには頻脈や徐脈を起こすものがあり注意が必要である．脈拍数をみるにはR-R間隔に太いマス目がいくつあるか数える．脈拍数は「300÷太いマス目の数」である．笠原さんの場合は5個あるので，脈拍は300÷5＝60/minになる．

下記は笠原さんの最近の心電図で，心房細動である．基線はギザギザでR-R間隔も一定しないし，P波がみられない．笠原さんは心房細動が始まって15年以上経過し，慢性に移行してから5年を経過している．

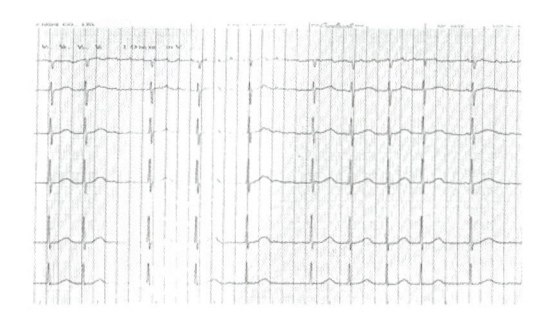

高血圧は心臓に負荷をかけるし，不整脈も心臓に負担になる．それらの程度を知るための笠原さんの胸部X線検査を示した．下記のX線写真1は3年前のもので，X線写真2は最近のものである．

● X線写真1（3年前）

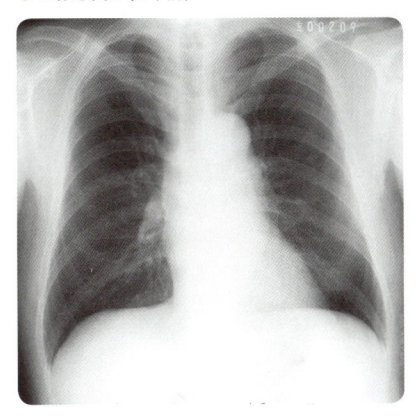

● X線写真2（最近）

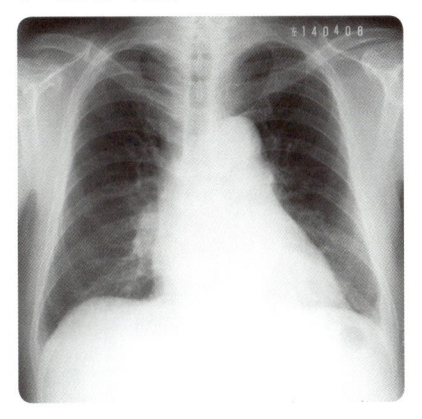

最近のX線写真2の方が心臓が大きくなっていることに気がつくと思う．この大きさを比較する指標に心胸郭比（CTR）がある．これは胸全体の大きさ（胸郭）に対して心臓が占める割合をいい，基準値は50％未満とされている．具体的にはX線写真1のCTRは48％で，X線写真2は60％である．

経過 PROGRESS

ベプリコール®もワーファリンも同じ投与量で治療が継続された．心房細動もそのままであったが，心室性の不整脈は観察されず良好に経過した．心電図，PT-INR，TTは1ヵ月に一度の検査が続けられ，現在に至っている．

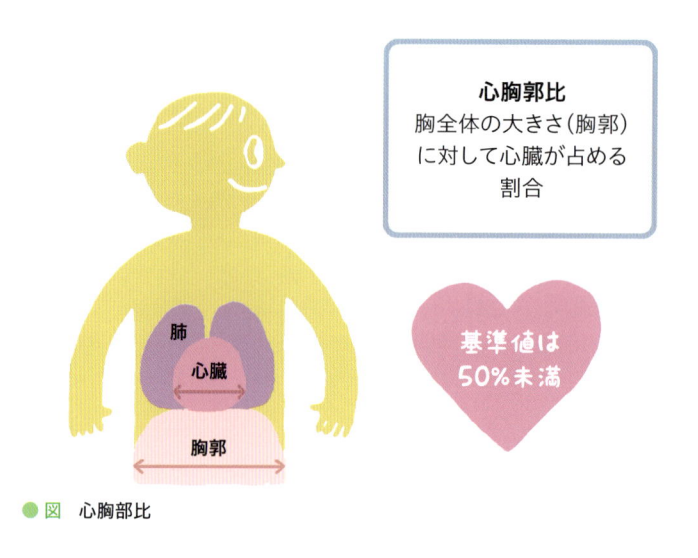

心胸郭比
胸全体の大きさ（胸郭）に対して心臓が占める割合

基準値は50％未満

● 図　心胸部比

ミニレクチャー　QT時間

不整脈には心房性の不整脈と心室性の不整脈がある．心房性の不整脈は比較的良性の不整脈であるが，心室性の不整脈は意識障害を伴ったり，突然死を起こす場合もある危険な不整脈が多い．くすりの副作用でQT延長を起こす場合がある．QT時間はQRS波の始まりからT波の終わりまでをいう．つまり心室の収縮が開始され，それが終わるまでの時間である．

QT延長を起こすくすりとしては，キニジン，ジソピラミド，プロカインアミド，アミオダロン，ニフェカラント，ソタロール，ベプリジルがある．抗不整脈薬以外ではエリスロマイシンやクラリスロマイシンなどの抗菌薬にもQT延長作用をもつものがあるが，その程度はわずかであり，ほとんどの場合，心電図変化をきたすことはないので過度に心配する必要はない．

結論 CONCLUSION

　生体検査に薬剤師が関わるようになる時代が来ている．しかし，生体検査はX線造影検査，心電図，CT検査，脳波，MRI検査，肺機能検査など枚挙にいとまがない．それらを薬剤師がすべてみられるようになる必要があるかというと，そうではない．医師は自分の専門によって，生体検査を使い分ける．だから，薬剤師も身近な生体検査からみられるようにしていけばよいと思う．どんぐり薬局北中山の薬剤師は肺機能検査のデータはみられるが，心電図はみられない．逆にどんぐり薬局材木町の薬剤師は肺機能検査はみられないが，心電図はみられるというように．

P#1　危険な不整脈であるQT延長は出ていないか？

S いつもと違う動悸とか，不整脈はありません．
相変わらず心房細動らしく息切れがします．

O 心電図は心房細動．QT間隔は0.44秒以内．PT-INR 1.63，TT 23.7％．

A ワーファリン，ベプリコール® とも現在の投与量で続行可能．

P 水分の摂取などに注意してCTRを小さくしていく．くすりはきっちりと服用する．

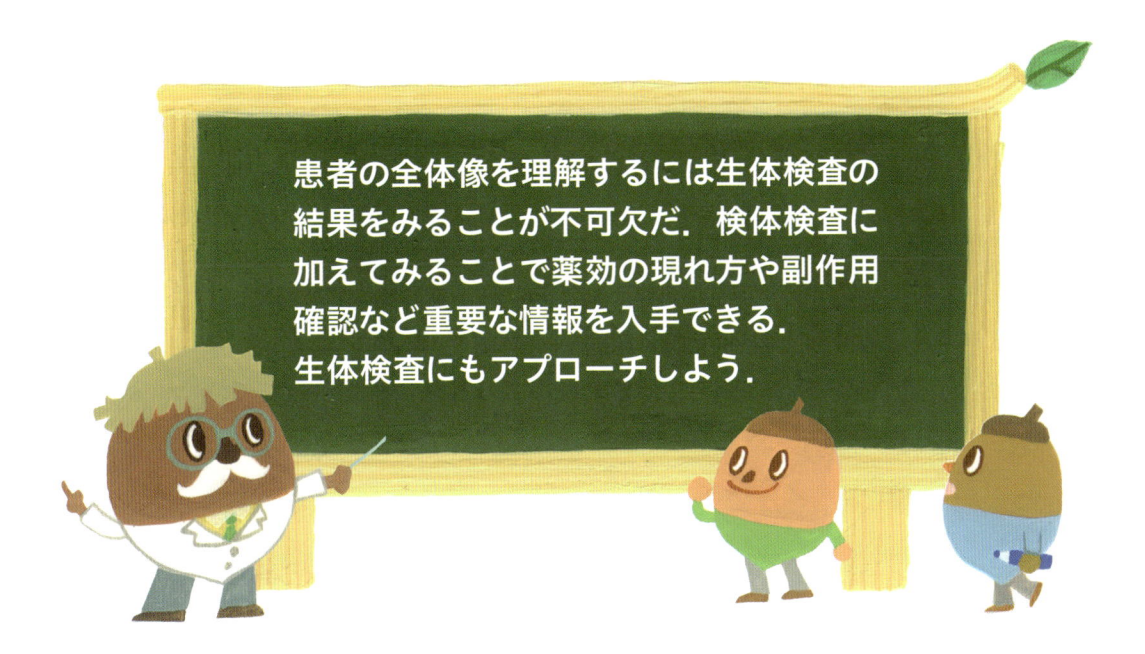

> 患者の全体像を理解するには生体検査の結果をみることが不可欠だ．検体検査に加えてみることで薬効の現れ方や副作用確認など重要な情報を入手できる．生体検査にもアプローチしよう．

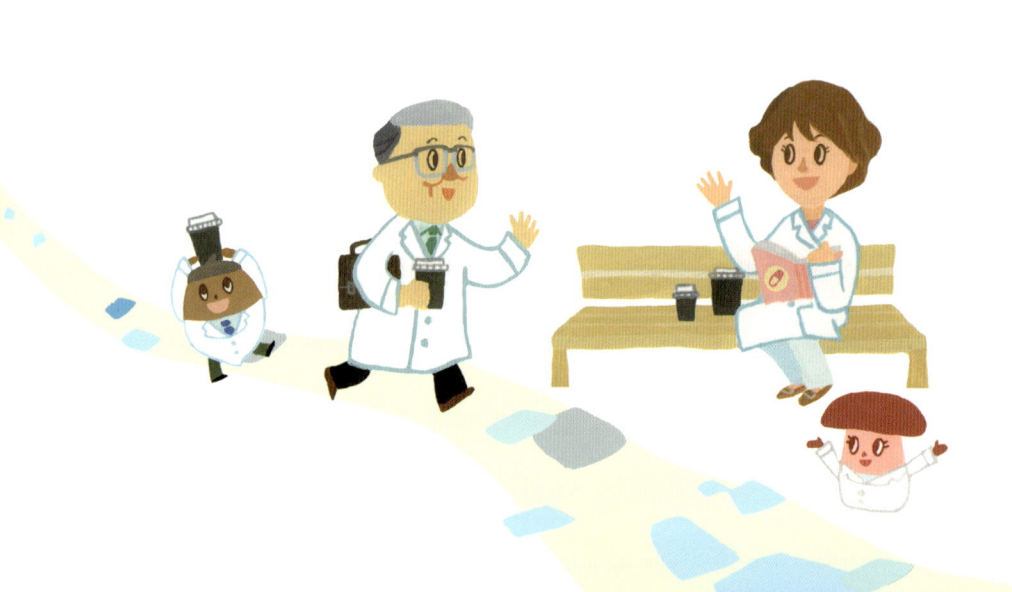

井上映子 編

CASE 27
異常高値のBUNと血清カリウムの見方

key words
- BUN/CRE • K • タケプロン®

村上さん
89歳女性．体重45kg，身長140cm，大腿骨頸部骨折で加療中．

Rp.

1. フェロミア®錠50mg　1回1錠　1日1回　　夕食後
2. ルボックス®錠50mg　1回1錠　1日1回　　夕食後
3. アムロジピンOD5mg　1回1錠　1日1回　　朝食後
（以前は，ロキソニン®錠60mgとセルベックス®カプセル50mg 3カプセルの処方があった）

疼痛の訴えがあり，ロキソニン®が投与されていた．腎機能が低下していたため，ロキソニン®，セルベックス®が定期処方から削除され，頓服でロキソニン®のみを頓用したり，ボルタレン®サポ®を使用していた．

検査値
BUN 182 mg/dL，Scr 2.6 mg/dL，
Na 121 mEq/L，Cl 94 mEq/L，K 8.4 mEq/L，
WBC $10.5 \times 10^3/\mu L$，Hb 9.1 g/dL，PLT $36.6 \times 10^4/\mu L$

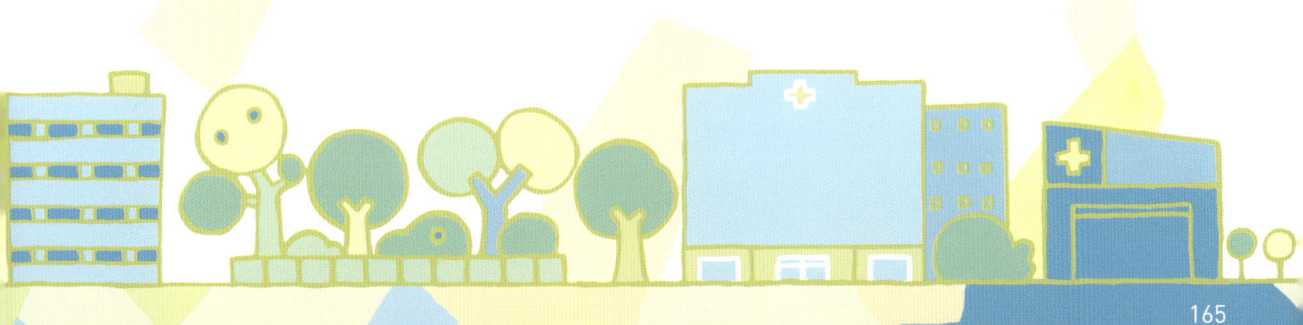

「先生，村上さんが高カリウム血症になってしまって…，内服もできないのですが，何を使ったらよいですか」
「村上さんが内服できないって，何があったのですか？」
「嘔吐されたのです．胃の調子が悪かったみたいです」
「K 8.4 mEq/L，すごく高いカリウム値ですが，先生，心機能は大丈夫ですか？」
「心電図は，テント状のT波が出ています．メイロン®の指示を出したのだけど，血液ガスは今，結果を待っているところ」
「これほどカリウムが上がっているから，カリメート®の注腸という方法もあります．GI療法※も考えた方がよいかと…」

あわてて一般病棟に降りたところ循環器内科医を見つけた．
「先生！ 療養病棟でK 8.4，BUN 182，Scr 2.6という患者さんがいて，血ガス分析後，何を投与するか検討中なのです」
「そこまでカリウムが上がって存命なの？ おかしいなあ…たぶん，嘘のカリウム値だよ」

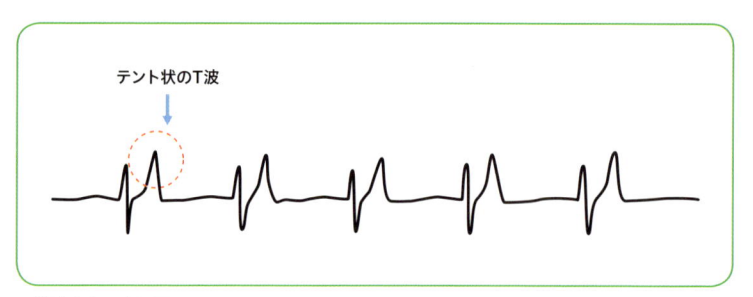

テント状のT波

村上さんの心電図

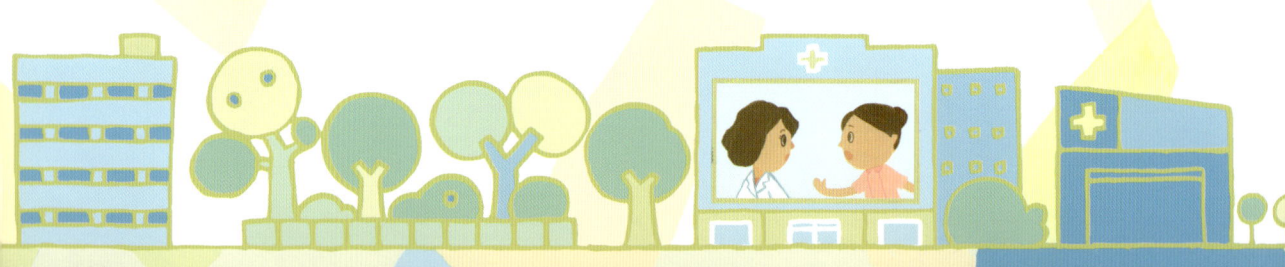

「え！　ウソですか？」
「BUNがひどく上昇しているでしょう．これは腸管のどこかが出血していて，血液がたくさん流れ込み分解産物の尿素が出ているのだよ．高カリウム血症もそこからきているね．消化管出血を疑って，PPIとか投与したらいいよ」
「なるほど，普段から疼痛の訴えが多く，うつ症状もあり，消化性潰瘍が発現してもおかしくないです．ありがとうございます！」

「先生，循環器のドクターから偽性高カリウム血症ではないかと聞きました．消化管出血を起こした可能性があるとのことです」
「なるほど！　看護師さん，便の色はどうだった？」
「黒色タール便でしたが，フェロミア®を飲んでいるせいだと思っていました」
「先生，最近ロキソニン®は定期処方から削除になっていたので，調剤していなかったし油断しました．足の痛みは続いていて，度々ボルタレン®サポ®も使用したのですね」
「嘔吐されたけど吐血はないですね．貧血もあるし，下血しているようだから消化性潰瘍による出血疑い，ということで，タケプロン®静注を使いましょう」

※GI療法＝グルコース・インスリン療法：細胞外のカリウムをグルコースと共に細胞内に取り込むためにインスリンを使用する．

解 説
EXPLANATION

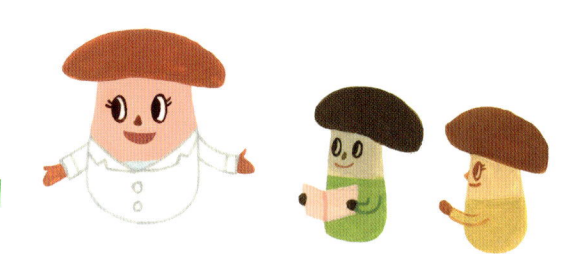

　BUN（尿素窒素）は，タンパク摂取量，タンパク代謝量，腎機能の3因子によって決まる．基準値は5.0～23.0mg/dLである．BUN高値の疾患として，急性腎不全が考えられ，表のように腎性急性腎不全，腎前性急性腎不全，腎後性急性腎不全があり，臨床症状とBUN，Scr比から鑑別する．BUN/CREと表記され，"バンクレ"と呼ばれることもある検査値であるので，ここではScrをCREと表記する．

　BUN/CRE＞10（25，30以上という記載もある）では，まず脱水症を考える．症例ではその比は70であり，患者の現病歴，貧血などから脱水症，消化管出血が考えられた．

　血清カリウム値の基準値は3.6～5.0mEq/Lである．ほとんどが腎臓で排泄されるため，腎機能障害時には血清カリウムが高値になりやすい．血清カリウム値が7.0mEq/L以上の場合，心停止をきたすこともある．8.4mEq/Lの時の症状は，嘔吐，心電図異常，意識レベル正常である．

　血液ガス分析結果は以下の通りで，代謝性アシドーシスを起こしており，腎機能障害と消化管出血の合併が考えられた．

　　pH 7.27，pCO$_2$ 35mmHg，HCO$_3^-$ 6mmol/L，BE －16mmol/L

● 表　BUN高値の疾患

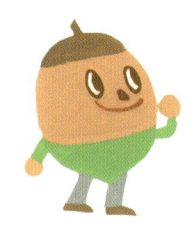

腎性急性腎不全	BUN/CRE＜10：腎性因子を考える 　急性腎炎，腎盂腎炎，腎結石など
腎前性急性腎不全	BUN/CRE＞10：腎前性因子を考える 　脱水症，うっ血性心不全，消化管出血， 　糖尿病性アシドーシス，腸閉塞
腎後性急性腎不全	尿路結石，尿路腫瘍，前立腺肥大症

これをみると，HCO_3^- が正常値の24±2に対し6 mmol/Lであり，BE（血液1Lを中和するのに必要な酸またはアルカリの量）は，基準値が±2 mmol/Lであるのでひどく逸脱しており，補正が必要である．

　酸性血のアルカリ化を図り，一時的にアシドーシスを改善することが一般的によく行われる．重炭酸イオンの投与量は添付文書の通り行うと以下のようなる．

　メイロン®静注7%の必要量を求めると，－（BE）×体重×0.25＝－（－16）×45×0.25＝180 mL（9アンプル）となる．

　初回投与量として，開始液に必要量の半量90 mLのメイロン®を入れる．4アンプルを開始液に混注し，以後血液ガス分析を続け，必要に応じ必要量の半量ずつ追加する．

　腎機能障害は，ロキソプロフェン処方中止後もボルタレン®サポ®を多用し，飲水が少なく脱水症状を起こしており，これらにより増悪したと考えられる．

経過 PROGRESS

1日目：内服をすべて中止し，タケプロン®静注用 30 mg 2バイアルとソルデム®輸液1　500 mLに7%メイロン® 4アンプルを混注し，施行された．

2日目：食事が摂れるようになり，異常高値のBUN，Kは改善傾向を示した．

3日目：血液ガス分析結果では，pH 7.50，pCO_2　31 mmHg，HCO_3^- 24 mmol/L，BE 1 mmol/L

5日目：BUN 41.0 mg/dL，Scr 0.9 mg/dL，K 3.9 mEq/Lに改善した．鎮痛薬はカロナール®錠200 mg　2錠 頓用に変更された．

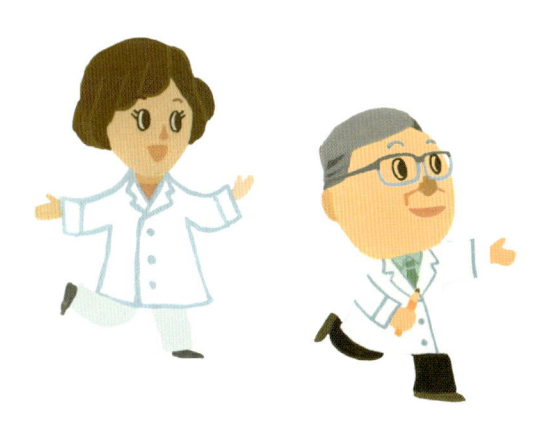

結論 CONCLUSION

　BUNとScr，血清カリウム値の上昇がみられ，特にBUNとカリウムの上昇が著しかった．臨床症状，心電図から消化管出血によるBUN上昇，偽性高カリウム血症と診断され，精査のうえ適切な薬剤を投与された．急変時には必ずドクターコールを行い，検査値，臨床症状，使用薬剤との副作用情報などの他職種の集学的情報を用いて対処することが必要である．

P#1　異常高値のBUNと血清カリウムがみられたが，臨床症状との乖離がみられる

S 嘔吐で内服中止，食事摂取不可能になり，生化学検査，血液ガス分析を施行された．

O BUN 182.1 mg/dL，Scr 2.6 mg/dL，K 8.6 mEq/L，Hb 9.1 g/dL，心電図でテント状T波みられる．処方内容：アムロジピンOD，フェロミア®，ルボックス®．必要時ボルタレン®サポ®25mgまたはロキソプロフェン錠．

A 高BUN，高カリウム血症の原因を検索．血液ガス分析，服用薬を確認し，内服以外の対処法を検討する．

P 医師より，高BUNの原因，臨床症状と解離した高カリウム血症の状態について指示を仰ぐ．PPI静注とメイロン®で早急に対処し，翌日には食事が可能となり，5日後には検査数値の改善がみられた．NSAIDs潰瘍の疑いあり，鎮痛薬をカロナール®に変更した．

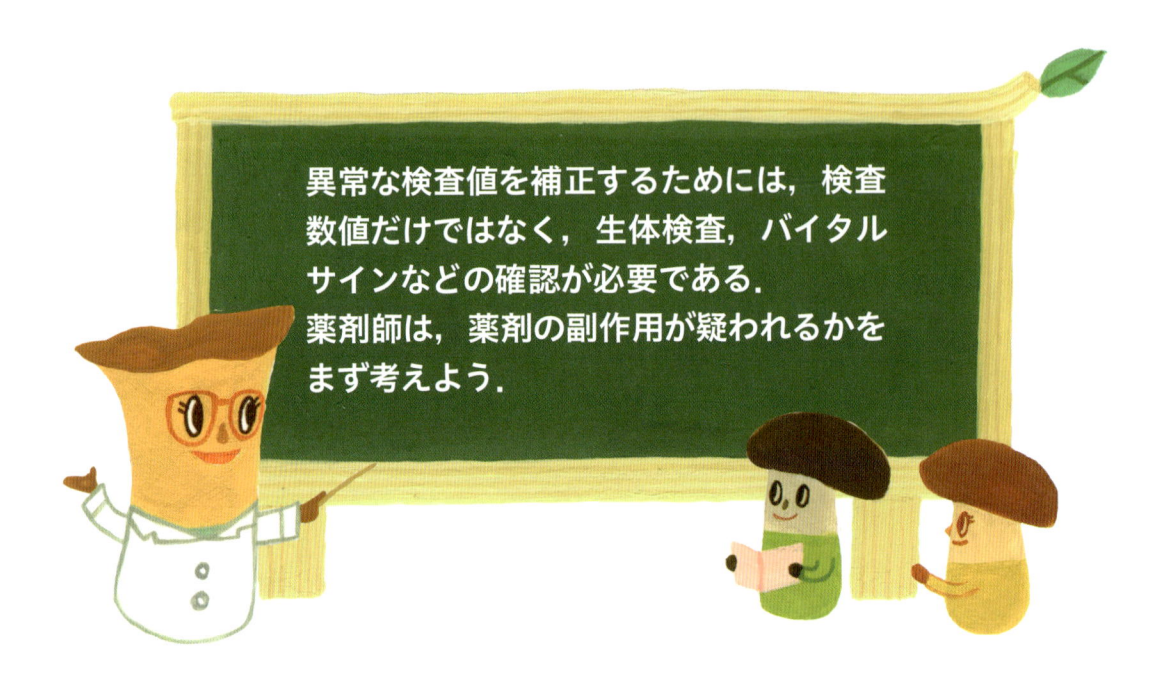

> 異常な検査値を補正するためには，検査数値だけではなく，生体検査，バイタルサインなどの確認が必要である．
> 薬剤師は，薬剤の副作用が疑われるかをまず考えよう．

井上映子 編

CASE28

降圧薬服用時に現れた心電図異常―薬剤師のバイタルチェック

key words
- 心電図 ● CTR（心胸郭比） ● ニフェジピンCR

高橋さん

63歳男性．高血圧，腰痛症で当院外来受診．

Rp.

1. ニフェジピンCR錠20mg　　1回1錠　1日1回　　　朝食後
2. ロキソニン®錠60mg　　　　1回1錠　1日3回　朝昼夕食後
3. パリエット®錠10mg　　　　1回1錠　1日1回　　　就寝前

臨時処方
アモキシシリン錠250mg　　　　　　　1日3回　朝昼夕食後　4日分
ムコダイン®錠500mg　1回1錠　1日3回　朝昼夕食後　4日分

　最近，咳がでるため，臨時処方の抗菌薬とムコダイン®を処方された．ニフェジピン®CRでいつもは血圧コントロールができているが，2日前より咳と倦怠感がひどく毎日受診されていた．当日は主治医ではなく非常勤の医師が診察していた．

検査値

WBC $7.8 \times 10^3/\mu L$，CRP 1.1mg/dL（0-0.5）
体温 35.4℃，血圧 161/87mmHg，脈拍数 72回/min，
呼吸数 25回/min，CTR 48％

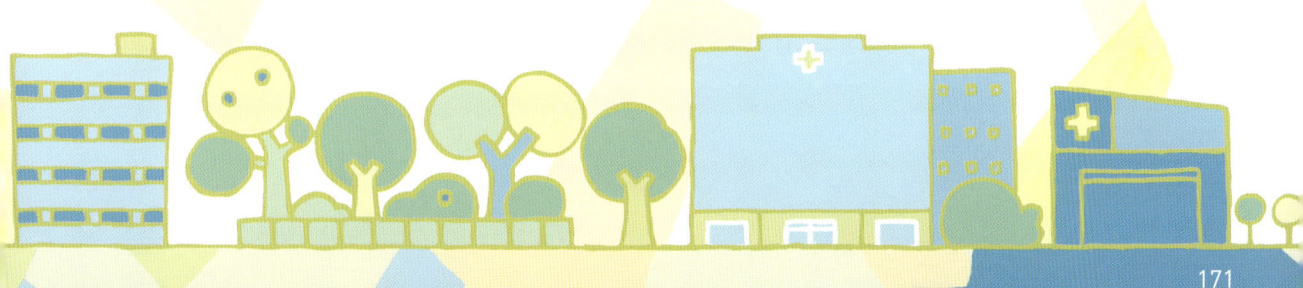

「薬剤師さんちょっと来て！」
「先生，どうされましたか？」
「この患者さん，3日前から気管支炎で抗菌薬を処方されているんだけど，僕は初めてお会いするのでちょっと教えてください．咳と倦怠感が一向によくならないとのことなんだ．熱はないんだけど，CRPは少し高いね．今の治療薬はなにかな…」

「ニフェジピンCRで血圧コントロール中です．今日はコントロールが悪いですね．息が荒いし，しんどそうで，すごく発汗していますね」
「発汗と呼吸困難があるから感染症を疑って，もう一度胸部X線写真を確認してみよう」
「先生，高橋さんの腕が汗でじっとりしています．脈を見せてください……．先生，不整脈があります．規則的に脈が飛んでいます」
「そうか，ではこれから心電図もとってみましょう」

「心電図から，上室性期外収縮があるね．高橋さん，最近疲れるようなこととかストレスが多いとか，変わったことがありませんでしたか？」
「いいえ，特には思い当たることはありませんが，咳がでてしんどいです」

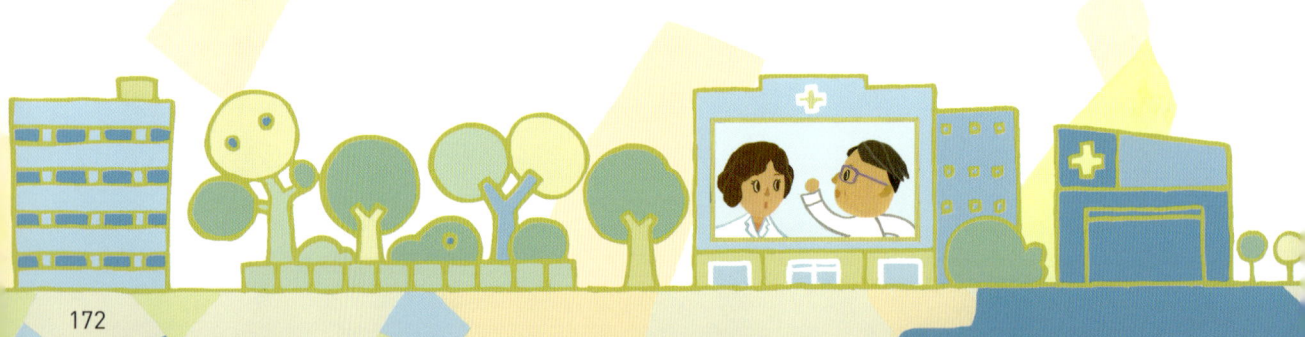

「異常な発汗と不整脈,血圧コントロール不良についてだけど,ストレスとか過度な運動とか何かありそうだよね」

「そうですね.くすりの内容をみると,Ca拮抗薬の効果によるものかもしれませんね.グレープフルーツジュースを飲んでいたとか飲食物が原因で血中濃度の変化が上がったのかもしれません」

「うーん,ここ2,3日で起こったことを振り返って,それを排除できたらとも思うのだけどね.生命に関わる不整脈ではないから,来週まで様子をみてみよう.取りあえず,炎症反応もあるから,高橋さんには今の抗菌薬は続けて安静を保つようにお願いします」

「先生,ニフェジピンは継続でよろしいですか?」

「CR錠だし,普通にしておけば異常は出にくいだろうから,継続で数日間様子をみましょう」

「わかりました.特にCR錠の注意としてつぶしたり噛んだりしないよう,お伝えてしておきます」

「高橋さん,くすりは今まで通りのんで血圧のコントロールをします.家に血圧計があれば,測ってみてください」

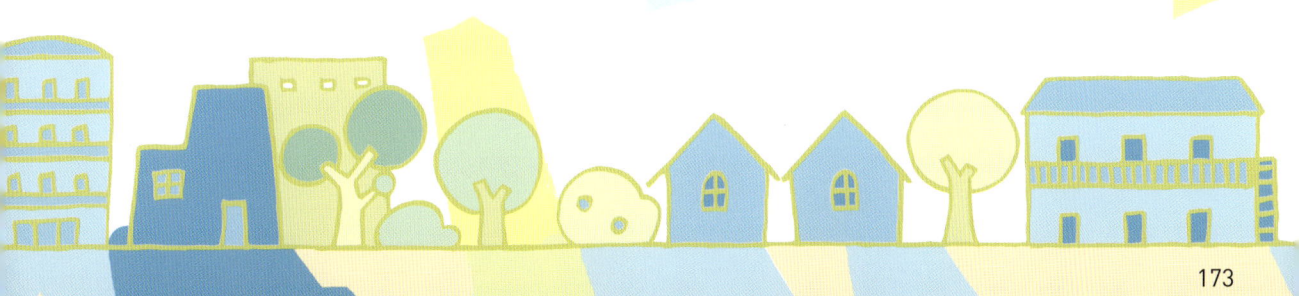

解説
EXPLANATION

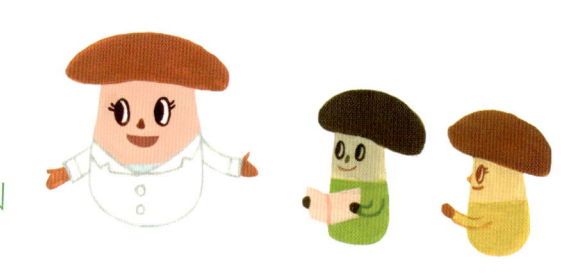

　ニフェジピンをはじめCa拮抗薬の副作用に「頻脈」があることは，おそらく薬剤師なら誰でも知っていることである．それはどのような機序で起こるのだろう．
　$t_{1/2}$の短いCa拮抗薬は，血圧が急激に下がることがあり，それに反応して交感神経系が亢進する．ニフェジピンカプセルの$t_{1/2}$は1時間，アムロジピン錠の半減期は36時間と幅広い．CR製剤については，$t_{1/2}$が示されていないが，徐放錠であるL錠の3.5時間よりは長いと思われる．交感神経の異常な興奮を抑えるために副交感神経が働く．副交感神経（迷走神経）は，咳，息こらえ，強い痛み，ストレスなどを感じたときに興奮し，血圧を下げ，心拍数を下げる．アセチルコリンが過剰に働くと洞性徐脈，心房性不整脈を起こしやすくなる．心室性期外収縮も起こしやすくなるのではないかといわれている．
　高橋さんの数日間の症状を確認してみると，倦怠感，咳，呼吸数増加，発汗，不整脈である．不整脈は，頻度から推測すると1日3,000〜4,000発起こっていたことになり，自覚症状はこのためと考えられる．ホルター心電計を装着してもらうと，よりわかりやすい．

- よく起こる心電図例（頻度によっては危険なことがある）

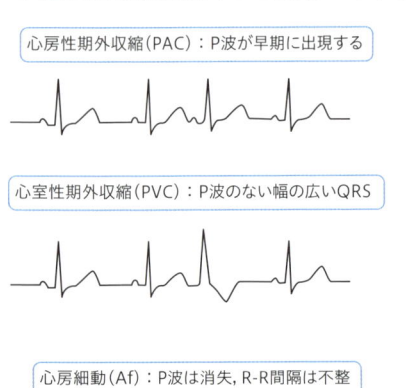

  心房性期外収縮（PAC）：P波が早期に出現する

  心室性期外収縮（PVC）：P波のない幅の広いQRS

  心房細動（Af）：P波は消失，R-R間隔は不整

  P波が消失

- 薬剤性のQT延長から起こるTorsades de pointes（トルサード ド ポアンツ）は，すぐに薬剤中止を考える．

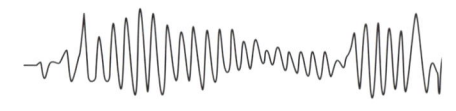

- 危険度の高い心電図（期外収縮から移行することもある．失神，心肺停止を起こすので，徐細動を行う必要がある）

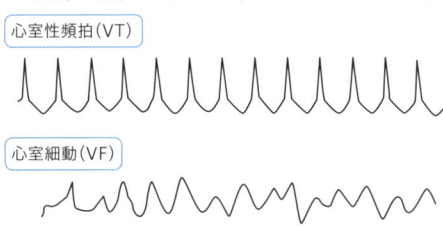

  心室性頻拍（VT）

  心室細動（VF）

● 図　薬剤師が知っておきたい心電図—よく起こる不整脈と緊急性のある不整脈

以上から推測したことをあげると，ニフェジピンCRの血管拡張作用で交感神経系の亢進が起こり，その興奮を止めようとして迷走神経反射が起こった．または，ニフェジピンCRののみ方に変化があったことが考えられる．例えば，噛み砕いて服用すると，血中濃度が上昇することがわかっている．

経過 PROGRESS

この受診日の翌日から，高橋さんの体調は回復に向かい，薬の処方変更や追加をせず様子観察を行っていた．血圧 145/70 mmHg，脈拍 75回/min reg で不整脈はみられなくなった．発汗，呼吸困難感は3日後には消失していたが，咳の症状は継続していた．半減期の長いCa拮抗薬への処方変更を提案したが，今回は数日で症状が改善したため，以前のまま服用継続となっている．

ミニレクチャー　心電図異常から不整脈をみてみよう

上室性，心室性不整脈とも，安定していれば生命の危険性は低いものもある．しかし，症例のように，1日3,000〜4,000発の不整脈が起こると発汗，荒い呼吸などの身体症状が現れるし，みた方としても「ドキッ」とする．

不整脈の停止には，上室性であれば，Ⅰa群（リスモダン®など），Ⅰc群（サンリズム®など），Ⅳ群（ワソラン®など），心室性であればⅠb群（メキシレチンなど）が使用される．また，不整脈の止め方には民間療法もあり，①冷たい水を飲む，②息をこらえる，③咳込む，④手首のツボを押す，などがよくいわれている．

生命に危険性の少ない不整脈といわれるものから，危険度の高い心室粗動（VT），心室細動（VF）を起こしかねない期外収縮もあるので，このようなバイタルサインをみたらすぐ受診を促すことと，救命蘇生法も知っておく必要があるかもしれない．

薬歴にも役立つ　循環器用語

Af	心房細動	aterial fibrillation
AF	心房粗動	aterial flutter
PAC	心房性期外収縮	premature atrial contraction
PVC	心室性期外収縮	premature ventricular contraction
VT	心室性頻拍	ventricular tachycardia ⇒ 頻拍を「タキる」という
VF	心室細動	ventricular fibrillation

reg：整，irre＝不整，sinus（reg）＝洞性調律正常

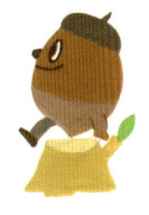

結論 CONCLUSION

　高血圧治療中の患者の体調変化について，薬剤師としてアプローチするために脈拍をとってみたところ，不整脈がみられ，医師に伝えた．薬局や在宅においても，異常なバイタルサインをみつけたら，どう対処するか，医療機関とのコミュニケーションのとり方や情報提供業務の方法を考えておくことは重要である．薬剤師の職能を発揮し，医師の業務補完や処方提案につなげていきたい．

P#1　気管支炎の治療中の症状不変，不整脈の出現．

S　数日間，咳がでる，呼吸困難があり気管支炎と診断され，抗菌薬を服用．

O　服用薬はニフェジピンCR，パリエット®，ロキソニン®．CRP 1.1 mg/dL から炎症反応あり．心電図より上室性期外収縮がみられた．

A　上室性期外収縮が起こった原因を推測し，薬剤の副作用は否定できないため，服薬状況の確認と処方変更を考えた．

P　今回は安静と咳の対症療法で様子観察とし，症状は数日で軽減した．次回，頻脈，徐脈などの発作があれば，アムロジピンなどに変更を検討する．

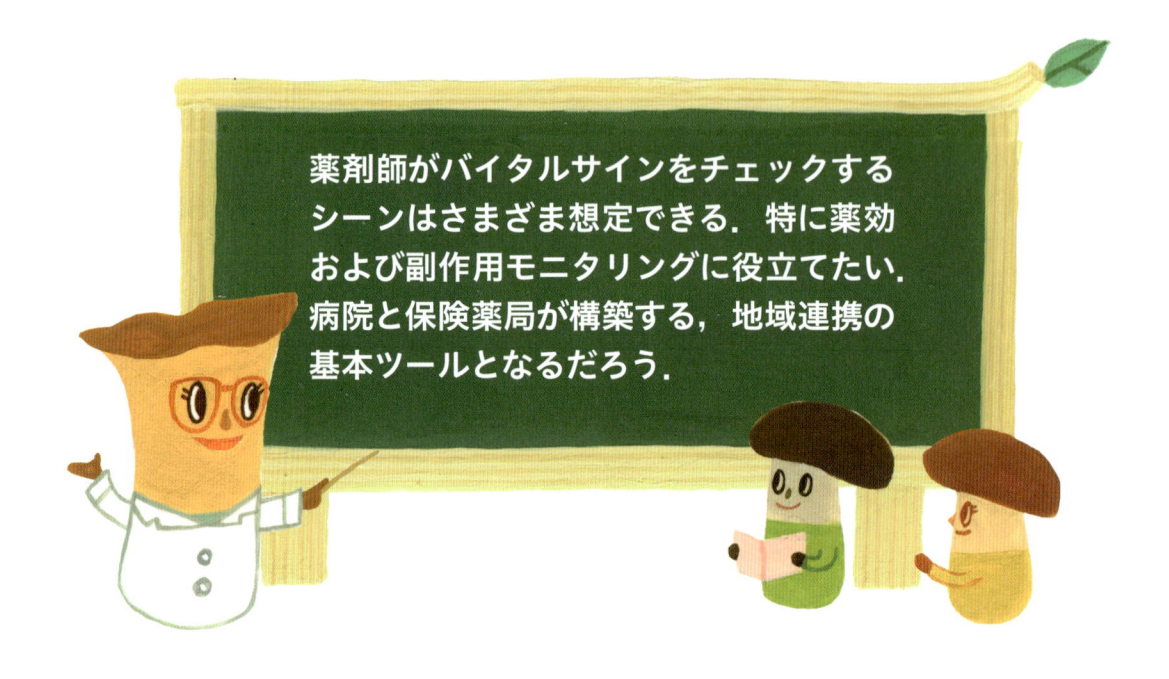

薬剤師がバイタルサインをチェックするシーンはさまざま想定できる．特に薬効および副作用モニタリングに役立てたい．病院と保険薬局が構築する，地域連携の基本ツールとなるだろう．

おわりに
AFTERWORD

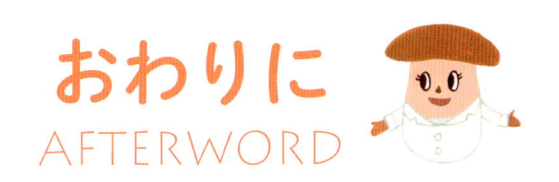

　薬局薬剤師時代は臨床検査値には，あまり馴染みがありませんでした．腎機能が低下していると，薬の投与量や投与間隔をどのようにしたらよいのか？　など，確か大学で習ったような気がするけど，応用できませんでした．卒業後何年も使うことがなかった薬物動態式を見て拒絶反応を起こしていたのです．そんなとき，今回の共著者である菅野先生の論文に出合いました．内容はサンリズム®の投与量を計算するものでしたが，そのわかりやすく優しい文体に魅了されて，"絶対に薬物動態を習得するぞ"と思いました．

　しかし，薬局では"患者さんの血清クレアチニン値"を入手できず，ハードルを超えられないでいました．検査値が１つないだけで足踏みをしていたのです．実は"クレアチニン値がなくても腎機能を推測できる"ということを知ったのは大分後のことで，病院薬剤師として勤務してからでした．

病院薬剤師として考えたこと

　今回の私の役割は"病院で臨床検査値をきっかけに関与できた症例の報告"です．そこで，はじめに病院でしか見ることがない血液ガスを題材にしました．通院中，あるいは在宅での急変時の対応は今後薬局でも関与することが増えると考えられます．例えば"アシドーシスでの急変時"には，非常勤医師に「メイロン®をいくら投与したらよい？」と聞かれたとき，私は検査シートの見方もわかりませんでした．投与量をゆっくり計算している暇はありません．「薬剤師なのに，わからないの？」と言われ，準備不足を嘆きましたが，現実には次々と患者が来てしまいます．

　苦手だった酸塩基平衡を理解するために，SNSの薬剤師専用ページに症例をあげたところ，ER（Emaergency Room：救命救急室），ICU（Intenzive Care Unit：集中治療室）に詳しい薬剤師の方から助けていただき，なんとかこの仕事をすることができました．そして，やっと進むべき方向性を見つけたのです．

薬局で検査を行う時代の到来！

　薬物動態や評価スコアの計算は自力でできるものから，平方根を使うものまで幅広いものですが，今の時代はインターネット上に計算アプリが公開されていますので，ほとんど困ることがありません．

今後は，薬局でも病院のカルテを閲覧し，処方箋に印刷された検査数値を見ることで，病院内と変わらない情報を得ることができます．臨床検査値を見たときには，そこからの薬学的考察が生まれてくると考えられます．ここで準備不足では，患者，医師からの苦言も頂戴することになりかねません．心したいと思います．

　平成26年度から，薬局でHbA1cの検査，TDMなどの簡易検査ができることになり，糖尿病の早期発見，薬の副作用を未然に早期に発見するという業務を行うことができるようになりました．

　糖尿病に関しては，診断や判断ではなく治療するきっかけを作り，健康に過ごしたい方へアドバイスを行うことが目標です．処方薬だけではなく，健康に関する情報を扱い，地域住民に提供することは元来薬局がもっている機能です．

さらなる挑戦として，試みたいこと

　世の中には，広告などに惑わされ「○○に効く！」と言われてつい買ってしまうサプリメントなどが多いのですが，正しいエビデンスや診療ガイドラインとなると目を背けられてしまう，という傾向はないでしょうか？　難しいことを簡単な言葉で表現し，適切なアドバイスをできるように準備をしておきたいと思います．

　病院薬剤師も薬局薬剤師も，日常業務に加え，学会発表や臨床研究などをした方がいい，と教えてくださった先生方のおかげで，いくつかの経験をお話しさせていただく機会を得ることができました．薬剤師としてEBM（Evidence-Based Medicine：根拠に基づいた医療）もNBM（Narravtive-Based Medicine：物語と対話による医療）も示して医師に疑義照会・処方提案をしていきたいと考えます．薬学的思考を鍛えるために，どうすればよいか，少しずつ考えていきたいと思います．さらには，治療薬の作用機序を構造式から推測してみようと試みています．いつかは構造式を見て，効果や副作用予測ができるといいなあと思います．

　最後に，永きにわたり指導してくださった広島の皆様方に感謝申し上げます．また，病院入職時に温かく迎えてくださりご指導いただきました，後藤病院　後藤尹彦理事長，後藤孝彦院長，後藤智恵美先生，滝澤伊津夫先生，升味正光先生，県立安芸津病院　後藤俊彦先生に感謝いたします．ありがとうございます．

　なお，本書の症例は，実際の病棟業務，外来での服薬指導の症例を参考にして書きました．また，患者さん本人を特定できないように若干脚色させていただいていますことをご了承ください．

井上映子

索引 INDEX

欧文

ACE阻害薬 … 19, 39, 44, 71, 83
Af（心房細動） ……………… 177
AF（心房粗動） ……………… 177
AG（アニオンギャップ）… 74, 80
A/G比 ……………………… 3, 51
Alb（アルブミン） ……… 95, 98
ALP ……………………………… 3
ALT ……………………………… 3
ARB …………………… 18, 19, 39, 86
AST ……………………………… 3
BE ……………………………… 74
BUN（尿素窒素） ……… 165, 168
BUN/CRE …………………… 165, 168
Ca（カルシウム） ……… 93, 101
Ca拮抗薬 …… 18, 19, 39, 86, 174
Ccr（クレアチニンクリアランス）
……………… 21, 24, 25, 27, 30,
33, 36, 39, 42, 46
Child-Pugh分類 ……………… 98
CKD ……………………… 86, 128
Cl（塩素） ……………………… 77
Cltot（薬物総クリアランス）
………………………………… 53, 56
Cockcroft-Gaultの式 …… 24, 30
CPK（クレアチンホスホキナーゼ）
………………………………… 15
CRP（C反応性タンパク）
……………………………… 113, 116
Cssave（定常状態平均血中濃度）
………………………………… 57
CTR（心胸郭比）
……………… 27, 31, 157, 171
CYP1A2 ………………… 107, 110
C反応性タンパク …… 113, 116

c-ペプタイド ……………… 137
DAS28 ……………… 116, 117
DMARDs（疾患修飾抗リウマチ薬）
……………………………… 117
DPP-4阻害薬 ……………… 65
E（肝抽出率） ……………… 6, 7
eGFR ………… 125, 128, 140
fu（尿中未変化体排泄率）
……………… 21, 27, 30, 36, 39,
43, 56, 59, 62
Giusti-Hayton法 … 33, 36, 42, 86
Hb（ヘモグロビン） ……… 137
HbA1c ……… 53, 56, 137, 141
HCO_3^- ……………… 74, 77, 80
HMG-CoA還元酵素阻害薬
……………………………… 15, 63
IL-6阻害薬 ………………… 117
K（カリウム） ……… 39, 77, 128
M/P比 ……………………… 68
Na（ナトリウム） ………… 77
NSAIDs ……………… 111, 122
P（油水分配係数） …… 63, 65, 69
PAC（心房性期外収縮） …… 177
pCO_2 ……………… 74, 77, 80
pH ……………………… 74, 77
PLT（血小板数） ……………… 95
PT（プロトロンビン時間）… 95, 98
PTH（副甲状腺ホルモン） …… 92
PT-INR
……… 9, 12, 13, 149, 152, 157
PT-INR測定機器 …………… 153
PVC（心室性期外収縮） …… 177
QT延長 ……………… 92, 161
QT時間 ……………………… 162
RF（リウマトイド因子） …… 113

RID（相対的乳児投与量・率）
……………………… 65, 68
Scr（血清クレアチニン）
……………… 24, 27, 33, 77, 83,
119, 137, 143, 165
SDAI ……………………… 117
SSRI ……………………… 135
$t_{1/2}$ ………………………… 27
T-BIL（総ビリルビン） ……… 98
TDM ……………………… 153
TNF-α阻害薬 ……………… 117
TT（トロンボテスト） …… 13, 157
VAS ……………………… 116
VF（心室細動） ……………… 174
VT（心室性頻拍） …………… 174
WBC（白血球数） …………… 113
YAM（骨密度：若年成人平均値）
……………………………… 104

あ行

アクテムラ ………………… 113
アシドーシス ………………… 75
アスピリン ………………… 47
アテローム性動脈硬化 ……… 43
アドヒアランス …………… 125
アニオンギャップ ……… 74, 80
アムロジピン ……………… 19
アリスキレン ……………… 39, 44
アルダクトン ……………… 71
アルブミン ……………… 95, 98
アルブミン尿 ……………… 140
アンモニア ………………… 95
インデラル ………………… 3, 6
インフリキシマブ ………… 116
エクア ……………………… 63, 65

エースコール ‥‥‥‥‥‥‥ 47
エナラプリル ‥‥‥‥‥‥ 21, 83
エリスロポエチン製剤 ‥‥‥ 140
塩係数 ‥‥‥‥‥‥‥‥‥‥ 58
塩素 ‥‥‥‥‥‥‥‥‥‥‥ 77
エンブレル ‥‥‥‥‥‥‥ 116

か行

カリウム ‥‥‥‥‥ 39, 77, 128
カリメート ‥‥‥‥‥‥‥ 125
カルシウム ‥‥‥‥‥‥ 93, 101
カルシトリオール ‥‥‥‥‥ 89
肝機能検査 ‥‥‥‥‥‥‥ 3, 47
肝機能低下者 ‥‥‥‥‥‥‥ 6
肝硬変 ‥‥‥‥‥‥‥‥ 95, 98
肝消失型薬物 ‥‥ 3, 47, 51, 56, 62
関節リウマチ ‥‥‥ 113, 116, 117
肝抽出率 ‥‥‥‥‥‥‥‥ 6, 7
偽性高カリウム血症 ‥‥‥‥ 168
喫煙 ‥‥‥‥‥‥‥‥‥‥ 110
急性腎不全 ‥‥‥‥‥‥ 86, 168
胸部X線 ‥‥‥‥‥‥ 31, 157, 161
グラクティブ ‥‥‥‥‥‥ 59, 62
クラビット ‥‥‥‥‥‥‥ 143
クラリス ‥‥‥‥‥‥‥‥ 107
クラリスロマイシン ‥‥‥‥ 143
クレアチニンクリアランス
‥‥‥‥‥ 21, 24, 25, 27, 30,
33, 36, 39, 42, 46
クレアチンホスホキナーゼ ‥ 15
クレストール ‥‥‥‥‥‥‥ 15
クレメジン ‥‥‥‥‥‥‥ 140
痙攣 ‥‥‥‥‥‥‥‥‥‥ 131
劇症肝炎 ‥‥‥‥‥‥‥‥‥ 50
血液ガス ‥‥‥‥‥‥ 74, 77, 80
血小板数 ‥‥‥‥‥‥‥‥‥ 95
血清カリウム ‥‥‥ 19, 39, 44, 71,
83, 125, 165, 168
血清カルシウム ‥‥‥‥‥‥ 89
血清クレアチニン ‥‥ 24, 27, 33,
77, 83, 119, 137, 143, 165

血中濃度 ‥‥‥‥‥‥‥‥ 110
血糖降下薬 ‥‥‥‥‥ 59, 62, 137
血糖値 ‥‥‥‥‥‥‥‥‥ 137
下痢 ‥‥‥‥‥‥‥‥‥‥‥ 89
降圧薬 ‥‥‥‥‥‥‥‥ 19, 171
抗うつ薬 ‥‥‥‥‥‥‥‥ 131
高カリウム血症 ‥‥‥ 71, 83, 86
抗凝固薬 ‥‥‥‥‥‥‥‥‥ 43
抗凝固療法 ‥‥‥‥‥‥‥‥ 12
抗菌薬 ‥‥ 12, 143, 146, 149, 152
抗血小板薬 ‥‥‥‥‥‥‥‥ 43
高血糖 ‥‥‥‥‥‥‥‥‥ 140
抗不整脈薬 ‥‥‥‥‥ 25, 56, 161
高齢者 ‥‥‥‥‥‥‥‥‥‥ 30
骨粗鬆症 ‥‥‥‥‥‥‥ 101, 104
骨内伝播速度 ‥‥‥‥‥‥ 101
骨密度 ‥‥‥‥‥‥‥‥ 101, 104
コニール ‥‥‥‥‥‥‥‥‥ 47

さ行

催不整脈作用 ‥‥‥‥‥‥‥ 25
サンリズム ‥‥‥‥‥‥‥‥ 21
ジクロフェナク ‥‥‥‥‥ 119
ジゴキシン ‥‥‥‥‥ 27, 33, 37
シタグリプチン ‥‥‥‥‥ 59, 62
疾患修飾抗リウマチ薬 ‥‥‥ 117
出血リスク ‥‥‥‥‥‥‥ 152
授乳 ‥‥‥‥‥‥‥‥‥ 65, 68
消失半減期 ‥‥‥‥‥‥ 27, 30
脂溶性薬物 ‥‥‥‥‥‥‥‥ 63
食事指導 ‥‥‥‥‥‥‥‥‥ 93
腎機能 ‥‥‥‥‥‥ 128, 134, 140,
143, 168
腎機能障害 ‥‥‥‥‥ 83, 119, 122,
140, 168
腎機能低下者 ‥‥‥ 30, 36, 71, 83,
140, 143
心胸郭比 ‥‥‥‥‥ 27, 31, 157, 171
心筋障害 ‥‥‥‥‥‥‥‥‥ 44
心原性脳血栓 ‥‥‥‥‥‥‥ 43

心疾患 ‥‥‥‥‥‥‥‥‥ 160
心室細動 ‥‥‥‥‥‥‥‥ 177
心室性期外収縮 ‥‥‥‥‥ 177
心室性頻拍 ‥‥‥‥‥‥‥ 177
腎性貧血 ‥‥‥‥‥‥‥‥ 140
振戦 ‥‥‥‥‥‥‥‥‥‥ 107
心電図 ‥‥‥‥ 92, 113, 157, 160,
171, 177
腎排泄型薬物 ‥‥ 21, 25, 62, 146
心房細動 ‥‥‥‥‥‥‥‥ 177
心房性期外収縮 ‥‥‥‥‥ 177
心房粗動 ‥‥‥‥‥‥‥‥ 177
水溶性薬物 ‥‥‥‥‥‥‥‥ 63
スターシス ‥‥‥‥‥‥‥ 137
スピロノラクトン ‥‥‥‥ 19, 71
生体検査 ‥‥‥‥‥‥‥‥ 157
生物学的製剤 ‥‥‥‥‥ 113, 116
生物学的利用率 ‥‥‥‥‥ 63, 69
喘息 ‥‥‥‥‥‥‥‥‥‥ 111
総コレステロール ‥‥‥‥‥ 15
相対的乳児投与量(率) ‥‥ 65, 68
総タンパク ‥‥‥‥‥‥‥‥ 95
総ビリルビン ‥‥‥‥‥‥‥ 98

た行

代謝酵素 ‥‥‥‥‥‥‥‥ 107
代謝性アシドーシス ‥‥ 74, 80
耐糖能 ‥‥‥‥‥‥‥‥‥‥ 18
タケプロン ‥‥‥‥‥‥‥ 165
脱水症 ‥‥‥‥‥‥‥‥‥ 168
脱力感 ‥‥‥‥‥‥‥‥‥ 128
ダビガトラン ‥‥‥‥‥‥ 9, 12
胆汁排泄型薬剤 ‥‥‥‥‥‥ 99
タンパク摂取量 ‥‥‥‥‥ 168
タンパク代謝量 ‥‥‥‥‥ 168
チアジド系利尿薬 ‥‥‥ 15, 18, 19
蓄積率 ‥‥‥‥‥‥‥‥‥ 135
鎮痛薬 ‥‥‥‥‥‥‥‥‥ 122
低カリウム血症 ‥‥‥‥ 125, 128
低カルシウム血症 ‥‥‥‥ 89, 92
低血糖 ‥‥‥‥‥‥‥‥‥‥ 63

定常状態 …………………… 30	ビスホスホネート系薬 ……… 105	ミルセラ ………………… 137
定常状態到達時間 ………… 27	ビソプロロール ………… 47, 53	メインテート ………… 47, 111
定常状態平均血中濃度 ……… 57	ヒドロクロロチアジド …… 15, 19	メキシチール …………… 53
テオフィリン ………… 107, 110	皮内出血 ………………… 131	メトグルコ …………… 77, 81
デプロメール ………… 131, 134	ピルシカイニド …………… 21	メトホルミン ………… 77, 81
テモカプリル ……………… 47	ビルダグリプチン ……… 63, 65	
テリパラチド ………… 101, 104	頻脈 ……………………… 174	**や行**
テルミサルタン …………… 19	フィジカルアセスメント …… 160	薬物過敏症 ………………… 50
疼痛管理 ………………… 119	フォルテオ …………… 101, 104	薬物総クリアランス …… 53, 56
糖尿病性腎症 … 86, 128, 137, 140	副甲状腺ホルモン ………… 92	薬物治療モニタリング
トシリズマブ …………… 113	副作用機序別分類 ………… 50	………………… 113, 117
トラマドール ……………… 122	腹水 ……………………… 99	薬物毒性 ………………… 50
トラムセット ……………… 122	不整脈 … 25, 162, 174, 175, 177	有効血中濃度 ……………… 37
トロンボテスト ……… 13, 157	プラザキサ ……………… 9, 12	油水分配係数 ……… 63, 65, 69
	フルボキサミン ……… 131, 134	ユリノーム ……………… 95, 98
な行	プレガバリン ………… 119, 122	ラジレス ………………… 39, 44
ナトリウム ………………… 77	プレドニゾロン …………… 12	ランソプラゾール ………… 165
ニフェジピン ………… 171, 174	プロトロンビン時間 …… 95, 98	リウマトイド因子 ………… 113
乳酸アシドーシス …… 75, 77, 81	プロプラノロール ………… 3	利尿薬 ……………… 15, 18, 19
ニューロタン ……………… 83	ベプリコール ……………… 157	リリカ …………………… 119, 122
尿酸 ……………………… 15, 18	ベプリジル ………………… 157	ループ利尿薬 ……………… 19
尿素窒素 …………… 165, 168	ヘモグロビン ……………… 137	レニベース …………… 21, 83
尿中未変化体排泄率 … 21, 27,	ベンズブロマロン ……… 95, 98	レミケード ……………… 116
…… 30, 36, 39, 43, 56, 59, 62	ポリスチレンスルホン酸	ロカルトロール …………… 89
認知症 …………………… 89	カルシウム …………… 125	ロキソニン ………… 119, 122
	ボルタレン ……………… 119	ロキソプロフェン …… 119, 122
は行		ロサルタン ………………… 83
バイアスピリン …………… 47	**ま行**	ロスバスタチン …………… 15
バイタルサイン …………… 160	慢性肝炎 ………………… 98	
パキシル ……………… 131, 134	慢性腎不全 ………… 86, 128	**わ行**
白血球数 ………………… 113	慢性疼痛 ………………… 122	ワーファリン
パナルジン ………………… 47	ミカムロ配合錠 …………… 19	…… 9, 12, 13, 149, 152, 157
バルサルタン ……………… 15	ミコンビ配合錠 …………… 19	ワルファリン
ビグアナイド系薬 ………… 80	脈拍数 …………………… 161	…… 9, 12, 13, 149, 152, 157

著者略歴

菅野 彊(かんの つとむ)

1941年岩手県平泉町生まれ．1967年東京薬科大学卒業．製薬会社勤務，薬局経営，病院勤務，医薬品卸勤務を経て，1999年4月に合資会社どんぐり工房を設立．現在，保険薬局を3店舗経営．主な図書として『これからのDrug information』(1996年 医薬ジャーナル社)，『わかる臨床薬物動態理論の応用』(1998年 医薬ジャーナル社)，『薬剤師のための添付文書の読み方10の鉄則』(2000年 アドバンス・クリエイト)，『薬剤師のための薬物動態ものがたり』(2004年 アドバンス・クリエイト)，『患者とくすりがみえる薬局薬物動態学』(2008年 南山堂)，『どんぐり式薬局副作用学のススメ「まず疑え」から始めよ』(2013年 日経BP社)がある．

井上映子(いのうえ えいこ)

1963年山口県岩国市生まれ．1986年神戸学院大学薬学部卒業．卒後，岩国市，広島市の薬局に勤務．2000年に介護支援専門員資格取得，在宅業務を開始．以後医薬品卸勤務を経て，2008年より後藤病院勤務．広島県薬剤師会常務理事(研修事業，プライマリケア，広報等担当)，呉市薬剤師会 理事．

薬剤師のための地域医療連携スタートBOOK
絶対使える！ 臨床検査値 ©2014

定価(本体2,800円+税)

2014年11月 1 日　1版1刷
2016年 6 月30日　　　3刷

著　者　菅　野　　　彊
　　　　井　上　映　子

発行者　株式会社　南　山　堂
　　　　代表者　鈴　木　肇

〒113-0034　東京都文京区湯島4丁目1-11
TEL 編集(03)5689-7850・営業(03)5689-7855
振替口座　00110-5-6338

ISBN 978-4-525-78261-0　　　　Printed in Japan

本書を無断で複写複製することは，著作者および出版社の権利の侵害となります．
<(社)出版者著作権管理機構 委託出版物>
本書の無断複写は著作権法上での例外を除き禁じられています．複写される場合は，そのつど事前に，(社)出版者著作権管理機構(電話 03-3513-6969，FAX 03-3513-6979，e-mail: info@jcopy.or.jp)の許諾を得てください．

スキャン，デジタルデータ化などの複製行為を無断で行うことは，著作権法上の限られた例外(私的使用のための複製など)を除き禁じられています．業務目的での複製行為は使用範囲が内部的であっても違法となり，また私的使用のためであっても代行業者等の第三者に依頼して複製行為を行うことは違法となります．